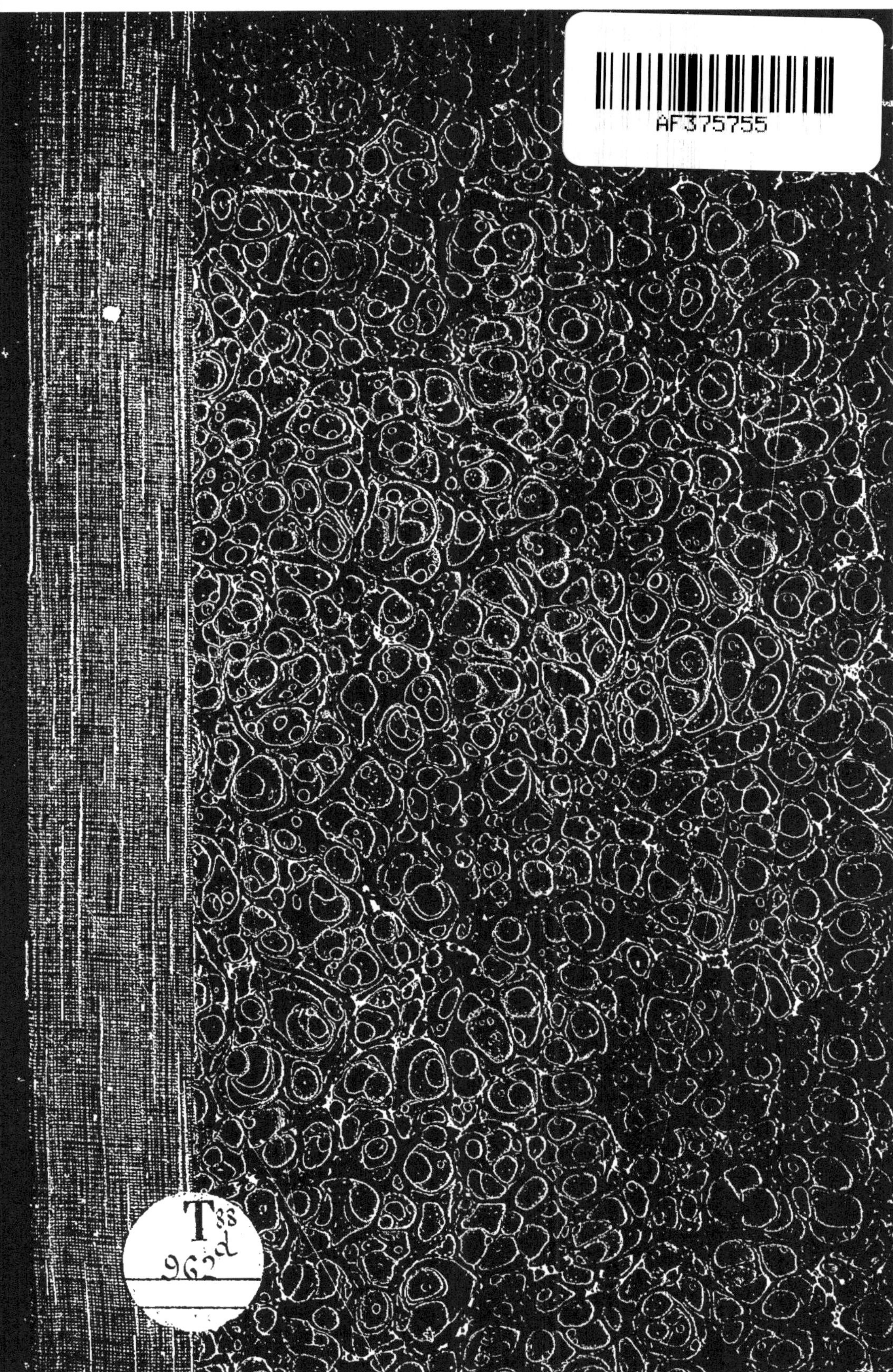

Dᴿ Constantin PASCHEFF

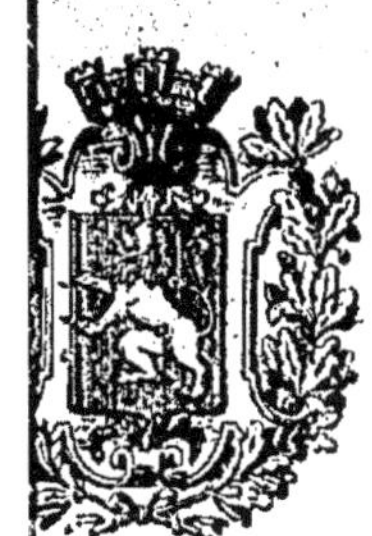

ÉTUDE

SUR LE

RENVERSEMENT TEMPORAIRE

DE

LA CORNÉE

LYON

A. STORCK & Cⁱᴱ, ÉDITEURS

1899

Dʀ Constantin **PASCHEFF**

ÉTUDE

SUR LE

RENVERSEMENT TEMPORAIRE

DE

LA CORNÉE

LYON
A. STORCK & Cⁱᴱ, ÉDITEURS
1899

AVANT-PROPOS

Avant de terminer nos études médicales, nous tenons à remplir un de nos plus grands devoirs.

Nous adressons à notre éminent maître, M. le professeur Gayet, nos hommages reconnaissants, et notre gratitude profonde pour tout ce qu'il a fait pour nous pendant les dix mois que nous avons passés dans sa clinique ophtalmologique et où nous avons eu le bonheur d'être son élève assidu. Il nous a guidé dans nos recherches avec une bonté presque paternelle, et après nous avoir inspiré la savante idée de ce modeste travail, il a bien voulu en accepter la présidence : honneur que jamais nous ne pourrons oublier.

Nous remercions également M. le Dr L. Aurand, chef des travaux de clinique ophtalmologique, qui nous a donné avec tant de complaisance l'appui de sa savante expérience et qui pendant dix mois, dans sa clinique ophtalmologique du dispensaire de Lyon, en nous prodiguant ses leçons, s'efforçait de développer en nous les connaissances qu'il possède à un si haut degré.

C. PASCHEFF.1

Nous adressons aussi un dernier témoignage de gratitude à nos anciens maîtres de la Faculté de Montpellier et à tous nos maîtres de la grande École lyonnaise.

Nous remercions enfin notre Jury de thèse et nous le prions de nous excuser là où nos connaissances de la langue française leur paraissent limitées.

INTRODUCTION

HISTORIQUE ET BUT DU PROCÉDÉ

Dans ce modeste travail, nous nous proposons d'exposer un nouveau procédé ophtalmologique, que la bienveillance de notre maître — M. le professeur Gayet — nous a confié et que nous appellerons : *Procédé du renversement temporaire de la cornée.*

Beaucoup d'opérateurs ont vu le renversement accidentel de la cornée par l'engagement du bord palpébral entre les deux lèvres de la plaie cornéenne; d'autres, comme Suarez de Mendoza (1), ont cité même les avantages du relèvement du lambeau cornéen à angle droit pour faciliter le nettoyage de la chambre antérieure ; mais personne en France, ni à l'étranger, n'a parlé, avant notre maître, du renversement de la cornée, n'a insisté avec autant d'éloquence et de conviction sur ses avantages opératoires et n'a pensé l'élever au rang de procédé opératoire.

---

(1) SUAREZ DE MENDOZA. — *Soc. franç. d'ophtal.*, vol. XV, 1897.

Le but de ce procédé est d'augmenter le champ opératoire, de nous donner plus de jour — chose d'une si haute importance quand il s'agit d'une région si limitée et étroite comme celle de la partie antérieure de l'œil.

Armé de cette idée, notre maître s'est décidé à combattre l'opinion de tous ceux qui croyaient qu'en pratiquant ce procédé « on peut créer à l'œil une contrainte irritante et pénible qui l'expose à expulser son contenu à travers une ouverture que l'on maintient béante, et surtout d'imposer à la membrane transparente une violence capable de la léser dans le présent ou la troubler dans l'avenir (1). »

Or, la facilité de ce procédé, son innocuité, ses avantages opératoires ont été tellement évidents et considérables qu'ils ont encouragé notre éminent maître à le répéter et enfin, à l'adopter, même comme procédé de choix, dans certaines circonstances.

Dans l'exposé de cette question, nous allons passer successivement en revue :

1° L'anatomie et la physiologie de la cornée;

2° Le manuel opératoire;

3° Les observations;

4° Les résultats opératoires;

5° La discussion et l'interprétation des résultats;

6° Les conclusions.

(1) Professeur GAYET. — Sur le renversement temporaire de la cornée (*Comptes rendus de la Soc. franç. d'ophtal.*, XV, 1897).

CHAPITRE PREMIER

ANATOMIE ET PHYSIOLOGIE DE LA CORNÉE

I. — **Anatomie.** — CONFIGURATION EXTERNE ET
RAPPORTS DE LA CORNÉE. — La cornée est enchâssée
sur la sclérotique comme le verre d'une montre. Vue par
sa face antérieure elle paraît ellipsoïde, car le limbe
empiète sur la partie transparente plus en haut et en bas
qu'en dedans et au dehors; vue par sa face postérieure
elle est parfaitement circulaire. Le rayon de courbure
de la première est de 7 millimètres à 8 millimètres, celui
de la dernière est de 7 mill. 5. Elle présente : une épaisseur de 0 mill. 9 au centre et de 1 mill. 1 à la périphérie,
un diamètre vertical de 11 millimètres et un horizontal
de 11 mill. 5.

Son bord transparent présente certains rapports avec
l'angle de la chambre antérieure qui deviennent très
importants dans les cas où l'opérateur vise surtout un
effet décongestif de l'organe. Ils sont les suivants (1).

(1) DEVIGNEAUD. — *Recherches sur l'angle de la chambre antér.* Thèse de
Paris, 1892.

Ce bord se trouve éloigné de cet angle :

Au niveau de l'extrémité supérieure de l'axe vertical de 2 mill. 25;
    —   —   inférieure   —   —   2 millimètres;
    —   —   nasale   — horizontal 1 mill. 25;
    —   —   temporale   —   —   1 mill. 25;

Structure. — Cette membrane transparente se compose de cinq couches qui sont, en procédant d'avant en arrière :

1° *La couche épithéliale antérieure.* — Elle est la continuation de l'épiderme conjonctival et comme épaisseur, d'après Henle, ne dépasse pas 0 mill. 03. Cette couche peut se détruire facilement; mais elle se reproduit aussi très rapidement. Elle est formée de plusieurs rangées de cellules qui sont de trois espèces :

A. — LES SUPERFICIELLES sont aplaties, lamelleuses et pourvues, dans leur centre, d'un noyau aplati.

B. — LES MOYENNES sont plutôt polyédriques avec des contours dentelés et un noyau arrondi.

C. — LES CELLULES PROFONDES sont cylindriques, pourvues d'un pied et appelées *cellules pédales* par Rollet. Elles reposent sur la membrane de Bowman. C'est cette couche qui sert à la régénération de l'épithélium antérieur.

2° *La lame vitreuse de Bowman* répond au chorion conjonctival et au tissu cellulaire sous-muqueux. Elle mesure comme épaisseur de 0 mill. 004 à 0 mill. 01. Cette couche, une fois détruite, ne se régénère pas (His).

3° *Le tissu propre de la cornée.* — Il forme plus des

9/10 de la cornée et représente la continuation de la sclérotique. Il est composé de trois éléments :

A. — DE FIBRILLES DU TISSU CONJONCTIF groupées en faisceaux qui se réunissent pour former les lamelles cornéennes.

B. — D'UN SYSTÈME LACUNAIRE servant de réservoir à la lymphe et formé par les espaces vides entre les lamelles.

C. — DE CELLULES FIXES de nature conjonctive et de cellules migratrices de nature lymphoïde, caractérisées par leur propriété migratrice (Waldeyer). Ces cellules remplissent les lacunes.

4° *La membrane vitrée de Demours ou de Descemet*, la partie la plus résistante de la cornée. Elle a une épaisseur de 0 mill. 006 au centre et de 0 mill. 01 à la périphérie. Elle est lâchement unie au tissu cornéen, facile à déchirer, mais fortement élastique : toutes les fois qu'elle se trouve isolée, totalement ou en partie, des couches voisines elle s'enroule sur elle-même.

Cette membrane présente sur sa face postérieure de petites saillies verruqueuses découvertes par M. Müller, considérées par Leber comme une production de l'endothélium et qui dans l'âge avancé et dans certains cas pathologiques (1) peuvent s'étendre sur une grande surface.

(1) Professeur GAYET. — *Dictionnaire encyclopédique des sciences médicales*, Cornée.

Vers sa périphérie la membrane de Descemet devient fibrillaire et ces fibres s'épaississent sur le côté interne du canal de Schlemm pour former l'anneau tendineux de Dœllinger, s'épanouissent bientôt en éventail pour aller se perdre : soit sur la sclérotique pour doubler la face postérieure du canal de Schlemm, soit sur les faisceaux du muscle ciliaire, soit enfin sur la face antérieure de l'iris pour former le ligament pectiné de Hueck. Or, c'est entre les faisceaux de ce dernier que se trouvent les importants « espaces de Fontana » qui jouent un si grand rôle dans la filtration des liquides oculaires.

5° *L'endothélium*, qui tapisse directement la membrane de Descemet, est représenté par une seule couche de cellules aplaties et polyédriques avec un noyau arrondi ou ovalaire au centre. Ces cellules sont bombées au niveau de leur noyau — d'où le nom d'endothélium épithéliforme que lui a donné J. Renaut (1). Malgré ce fait qu'elles sont unies par un ciment, elles laissent voir entre elles de petits espaces clairs — des stomates vus et décrits par plusieurs auteurs : Ciaccio, Waldeyer, Nuel et Cornil. D'après Waldeyer ces stomates sont le résultat d'une disposition cadavérique ; d'après d'autres auteurs, ils sont la conséquence de la vie propre de la cellule pouvant se rétracter ou s'étendre. Dans tous les cas le ciment intercellulaire s'altère et se laisse traverser très fortement.

A la circonférence cornéenne, cet endothélium se continue d'une part avec l'épithélium antérieur de l'iris, et de l'autre il va tapisser la paroi des espaces de Fontana.

---

(1) J. RENAUT. — Tissu épithélial. *Dictionnaire encyclopédique des sciences médicales*, 1887, t. XXXV.

Vaisseaux et nerfs. — Nous savons aujourd'hui que la cornée est dépourvue de vaisseaux sanguins et que même ses voies lymphatiques ne sont pas de vrais vaisseaux lymphatiques (1), car ils n'ont pas de revêtement endothélial. Elle se nourrit surtout aux dépens du riche réseau périkératique, alimenté lui-même par les vaisseaux ciliaires antérieurs — d'où partent des courants lympha- tiques qui cheminent dans les lacunes, répandent leurs éléments nutritifs et aboutissent au canal de Schlemm.

Ces courants et leur destinée ont été l'objet de longues études de la part de plusieurs expérimentateurs tels que : G. Schwalbe, Dinissones, Waldeyer, M. Straub, Pflüger et Mermet (2).

La cornée est très richement innervée. Les nerfs sont dépourvus de myéline. His et Landowski les considèrent comme des fibres de Remak. D'après les travaux de Con- heim, de Kœlliker, de Hoyer, et dernièrement de Ran- vier, on distingue quatre plexus nerveux :

1° *Le plexus fondamental* d'où partent des fibres qui forment :

2° *Le plexus sous-basal* (Hoyer) situé au-dessous de la membrane de Bowman. De ce dernier plexus dérive :

3° *Le plexus sous-épithélial* (Conheim) d'où quelques fibres sortent et pénètrent entre les cellules épithéliales pour constituer :

4° *Le plexus intra-épithélial.*

(1) Testut. — *La Cornée*, t. II, p. 918.
(2) Mermet. — *Étude expérimentale de l'absorption et diffusion cor- néennes.* Thèse de Paris 1897.

C. Pascheff.   2

Ces dernières fibres se terminent avant d'atteindre la surface cornéenne en boutons qu'on appelle *boutons de Conheim.*

II. — **Physiologie.** — La nutrition et la sensibilité cornéenne.

1° *La nutrition de la cornée.* — Nous avons déjà dit que la cornée se nourrit par l'intermédiaire de ses voies lymphatiques. Quelques auteurs croyaient autrefois que l'humeur aqueuse joue aussi un rôle important dans la nutrition cornéenne : il n'en est rien. On voit aujourd'hui que l'épithélium et l'endothélium constituent une double barrière à l'exosmose oculaire et que c'est surtout l'endothélium, d'après les expériences de Leber, qui s'oppose à l'imbibition de la cornée et qui maintient aussi le tonus oculaire (1).

Quant à l'endosmose, elle est plus faiblement arrêtée par l'épithélium (doué d'un pouvoir absorbant) que par l'endothélium (2).

La nutrition de la cornée est commandée par deux nerfs : le *sympathique* et le *trijumeau.*

A. — LE SYMPATHIQUE. — C'est Sinitzini qui a étudié, dans sa thèse inaugurale, l'action du sympathique sur la cornée. Or, il a conclu de ces recherches que ce nerf exerce une action trophique sur la cornée. Il a constaté aussi que, si on arrache le ganglion cervical du grand

(1) Le Dr Ovio de Padoue (*Annali di ottalmologia*), vol. XXI, croit que la cornée doit son imperméabilité plutôt à ses lamelles vitreuses qu'aux épithéliums.
(2) MERMET. — *Loc. cit.*

sympathique avant de sectionner le trijumeau, les troubles oculaires sont empêchés ou au moins retardés.

Dernièrement Bellarminoff a étudié l'action du sympathique sur la diffusion cornéenne et voici les résultats auxquels il est arrivé et que nous avons trouvés dans la thèse de Mermet (*loc. cit.*) :

(*a*) La section du sympathique cervical produit l'affaiblissement de la diffusion sur l'œil correspondant, par la vaso-dilatation qu'il cause.

b) Son irritation augmente cette diffusion par un effet contraire au premier.

B. — LE TRIJUMEAU. — C'est le nerf qui joue le plus grand rôle sur la nutrition cornéenne.

Magendie a été le premier qui, en sectionnant le trijumeau, a constaté la fente purulente de l'œil. Plus tard, Cl. Bernard montra que ces lésions oculaires survenaient seulement quand le nerf était coupé au niveau ou en avant du ganglion de Gasser. D'autres auteurs tels comme Schiff, Meissner et Büttner, ont repris la question et sont arrivés, d'après notre maître (1), à cette conclusion que le trijumeau exerce une influence directe sur la sensibilité de la cornée, et que, de plus, c'est le côté interne ou ganglionnaire du nerf qui agit sur la nutrition, tandis que la partie externe agirait sur la sensibilité.

Enfin Bellarminoff, après avoir expérimenté avec le sympathique, a voulu savoir le rôle du trijumeau sur la diffusion cornéenne et voici ses conclusions:

a) La section intra-crânienne du trijumeau produit tout

____

(1) Professeur GAYET. — *Dictionnaire Encyclopédique de Médecine,* article Cornée.

d'abord un affaiblissement de la diffusion par l'augmentation de la pression intra-oculaire, mais une ou deux heures après, la diffusion augmente à cause des troubles trophiques qui frappent l'œil.

b) L'irritation de ses terminaisons périphériques diminue la diffusion.

De tous ces faits nous voyons quel rôle important ces deux nerfs jouent dans la nutrition cornéenne.

2° La sensibilité de la cornée. — Nous avons vu l'origine de cette sensibilité de la cornée ; quant à sa physiologie nous dirons que cette membrane est plus sensible à la douleur et à la température qu'elle ne l'est au tact.

CHAPITRE II

***

MANUEL OPÉRATOIRE

I. — Préliminaires de l'opération. — L'antisepsie, les instruments, l'attitude, l'anesthésie.

1° *L'antisepsie et l'asepsie.* — Du malade, de l'opérateur et des aides, des instruments.

A. — DU MALADE. — Elle est locale ou générale.

a) *Locale.* — Depuis les travaux bactériologiques de Weeks, du professeur Gayet (1), de Sattler, de E. Mayer, de Chibret d'une part, de Panas (2) et Guenod (3) de l'autre, nous savons que le cul-de-sac conjonctival et le bord ciliaire des paupières sont le refuge d'innombrables microbes : le staphylococcus albus, aureus, citreus, etc. Nous savons aussi que, malgré la propriété bactéricide des larmes (4), les voies lacrymales peuvent devenir une

(1) L. BERGER. — *De l'extraction de la cataracte avec ou sans iridectomie,* thèse de Lyon 1888.

(2) PANAS. — *Prophylaxie des accidents infectieux, consécutifs à l'opération de la cataracte, Archives d'ophtalmologie.* 1893, p. 593.

(3) GUENOD. — *Bactériologie clinique des paupières,* thèse de Paris, 1891.

(4) BERNHEIM. — *L'antisepsie du sac conjonctival et la propriété bactéricide des larmes, Archives d'ophtalmologie* (résumé). 1893.

cause d'infection. Or, il est inutile de dire que toutes ces régions doivent être minutieusement examinées et nettoyées avec une solution antiseptique, M. le professeur Gayet a abandonné la liqueur de Sattler : il se contente simplement, comme pour la chambre antérieure, d'un bon lavage avec une solution (à 2/1000) d'eau salée et stérilisée — liquide préconisé par Nuel ; car il a eu de vrais troubles de la cornée à la suite de l'emploi du sublimé. Quant aux bords ciliaires il faut bien les frictionner avec un tortillon imbibé d'huile biiodurée de Panas (à 4/1000) (1).

b) *Générale*. — On doit se préoccuper de la propreté générale du malade.

B. — L'OPÉRATEUR ET LES AIDES. — La plus rigoureuse antisepsie et asepsie doivent être observées par eux.

C. — LES INSTRUMENTS. — Doivent être stérilisés et aseptiques.

Pour plus de détails, nous renvoyons le lecteur au fort intéressant livre du Dr A. Terson : *La technique ophtalmologique*.

2° *Les instruments*. — Il n'y a qu'un seul instrument spécial au procédé : c'est *la pince à renversement du professeur Gayet*. En voici la description faite par l'auteur lui-même (2) : « C'est une pince (voir fig. I) dont les mors sont évidés de façon à ce qu'en s'appliquant l'un contre l'autre, leurs extrémités laissent entre elles un vide un peu plus large au fond qu'à l'entrée, afin de se mouler sur

(1) PANAS. — *Traité des maladies des yeux*, t. I, p. 582.
(2) Professeur GAYET. — *Loc. cit.*

les dimensions de la cornée plus épaisse à la périphérie qu'à son centre. Une semblable disposition impliquerait une prise assez précaire si l'un des mors ne portait pas deux pointes très fines, dont les extrémités vont se perdre dans deux petits trous creusés sur l'autre, lorsque la pince est fermée. Nous avons sans appréhension adopté ces pointes, parce que nous savons que la cornée guérit sans cicatrice visible une piqûre d'aiguille. Pour que notre instrument pût être laissé sans préoccupation aux mains d'un aide nous avons adopté, pour sa fermeture, le dispositif que M. Mathieu a appliqué aux pinces fixatrices du globe, c'est-à-dire un ressort qui se ferme par une pression légère et s'ouvre par une pression plus forte dans le même sens. »

Nous devons remarquer ici que cette pince a subi un peu plus tard une simplification, de la part de notre maître, consistant dans la suppression de la seconde pointe.

Les autres instrument dont on peut avoir besoin dépendent du but qu'on poursuit : iridictomie, extraction de la cataracte, etc.

En plus, on peut avoir aussi à côté de soi : un porte-aiguille ; des aiguilles courtes, fines et bien tranchantes ; des fils de soie très fins (00) ; le scarificateur ; la pince à double fixation de Monoyer et les ciseaux courbes et mousses.

3° *L'attitude.* — L'attitude du malade et de l'opérateur est la même que pour la cataracte.

L'aide, à qui la pince du professeur Gayet et la pince fixatrice du globe seront confiées, se mettra toujours du côté de l'incision cornéenne.

Nous devons remarquer ici que cet aide peut jouer, d'après notre maître, un rôle beaucoup plus important qu'on ne le croit ; car, il peut, « avec un peu d'habitude, excercer sur le globe béant une action véritablement modératrice, si on en juge par le jeu des milieux qui font saillie sous certaines combinaisons de pression ou se retirent si on agit en sens inverse » (1).

4° *L'anesthésie.* — Elle est locale ou générale.

A. — LOCALE. — On fait, le plus souvent, quelques minutes avant l'opération, deux ou trois instillations d'une solution stérilisée (1/40) de chlorhydrate de cocaïne (collyre en tubes). Profitant de ses propriétés anesthésiques, ischémiques et hypotoniques, notre maître l'instille aussi après le renversement, c'est-à-dire directement sur les milieux oculaires (V. chapitre de la discussion.)

B. — GÉNÉRALE. — Elle est réservée pour les cas où des différents éléments tels que : l'âge du sujet, son indocilité, la longueur et la difficulté de l'opération qu'on veut exécuter entrent en jeu. Elle est faite généralement à l'éther, excepté pour les enfants en bas âge pour lesquels on emploie le chloroforme.

II. — **Le manuel opératoire.** — Nous lui décrirons *trois temps : le premier temps* consiste dans l'incision de la cornée ; *le deuxième temps* dans le renversement du lambeau, et *le troisième temps* dans sa coaptation.

(1) Professeur GAYET. — *Loc. cit.*

Premier temps : *L'incision de la cornée.* — Il y a trois choses à considérer ici : *le siège, la forme* et *la hauteur* du lambeau.

A. — Le siège du lambeau. — Puisque le procédé du renversement doit s'appliquer dans des cas plus ou moins compliqués, des cas pour ainsi dire imprévus, là où les méthodes classiques s'épuisent; nous dirons que cette question du siège du lambeau, par rapport à la cornée, est commandée par ces mêmes cas et que sa solution se trouve dans le but qu'on cherche à obtenir. Ainsi voulons-nous faire une iridectomie, enlever un corps étranger de la cornée, etc., nous choisirons le côté le plus avantageux de cette membrane pour réaliser notre but (v. les figures).

Quant à la position du lambeau par rapport à la sclérotique et au limbe, elle reste la même généralement que pour la cataracte, c'est-à-dire que le sommet du lambeau doit être éloigné du limbe sclérotical de 2 millimètres environ (1).

B. — La forme du lambeau. — La forme aussi bien que le siège du lambeau dépend du cas échéant et du but qu'on poursuit; mais en assistant aux nombreuses opérations faites par notre maître, nous nous sommes demandé s'il n'y a pas vraiment une forme spéciale qui pourrait convenir mieux à cette méthode. C'est de ce côté que nous avons dirigé nos efforts, et que, sous l'inspiration de M. le professeur Gayet, nous avons fait quelques expériences.

(1) Berger. — *Loc. cit.*

C. Pascheff.

Nous avons pris trois petits ballons en caoutchouc et sur chacun d'eux, ayant un rayon de courbure deux fois et demie plus grand que celui de la cornée et une épaisseur de 1 mill. 1/2 environ, nous avons dessiné une cornée deux fois et demie plus grande que la cornée humaine. Sur chacune de ces cornées nous avons coupé un lambeau passant par le limbe et comprenant : sur la première un tiers de la circonférence cornéenne, sur la seconde la moitié, sur la troisième les deux tiers. Or, en pratiquant le renversement complet de chacun de ces trois lambeaux, notre attention était attirée par deux faits principaux :

a) *Le renversement se faisait pour ainsi dire en deux temps :* dans un premier temps on remarquait un léger tiraillement, un soulèvement des bords externes de la plaie ; et dans un deuxième temps, la cornée cédait vite et se renversait.

b) *La facilité du renversement était en raison inverse de la largeur du lambeau :* c'est-à-dire plus la base du lambeau était longue, moins facilement se faisait le renversement.

Ce deuxième fait nous a conduit à faire encore une expérience. Nous avons pris encore un ballon, pareil au premier et nous avons dessiné sur lui les mêmes cornées. Puis sur chacune de ces dernières, nous avons incisé un lambeau comprenant la moitié de la circonférence, mais en faisant la ponction et la contre-ponction : pour le premier au niveau du limbe, pour le deuxième à 3 millimètres en dedans du limbe, pour le troisième à 6 millimètres. Or, au moment du renversement de ces trois

lambeaux, nous avons pu apprécier, d'une façon très évidente que, le diamètre vertical restant le même, la facilité du renversement augmentait avec la diminution de
la largeur du lambeau. Du reste, c'est le fait que notre
maître a aussi remarqué en opérant et qu'il a particulièrement signalé dans une des observations (obs. XIII) au
cours de laquelle, après avoir fait l'incision de la cornée
suivant son petit méridien, il a vu que le renversement
se faisait beaucoup plus facilement.

Donc, voici un fait bien établi : *le lambeau idéal, au
point de vue théorique, serait celui qui présente la plus
petite base.*

Mais, d'un autre côté, nous ne devons jamais oublier
le but de notre procédé, c'est-à-dire l'augmentation de
notre champ opératoire. Or, si nous nous guidions dans
notre décision sur la forme du lambeau rien que par ce
résultat de nos expériences, à savoir que le lambeau idéal
est celui qui présente la plus petite base, nous perdrions,
par le rétrécissement du lambeau, ce que nous gagnerions
grâce au renversement. Donc, c'est en prenant en considération ces deux faits ensemble que nous pouvons
répondre à la question que nous nous sommes posée plus
haut. Or, il n'y a qu'un lambeau qui peut satisfaire ces
deux *desiderata : c'est le lambeau intermédiaire entre le
demi-circulaire et l'elliptique* (v. la fig. VI).

C. — LA HAUTEUR DU LAMBEAU. — Quant à la hauteur de ce lambeau, nous dirons la même chose que pour
son siège et sa forme, ainsi : avons-nous à extraire une
large cataracte, à détruire de larges et fortes synéchies,
en un mot avons-nous besoin d'un plus grand jour, nous

augmenterons la hauteur de notre lambeau. Encouragé
par Daviel et certaines de nos observations (obs. IV, IX,
XXX et XXXII), nous pouvons, sans crainte d'une
mauvaise nutrition ou d'un retard de coaptation du lambeau à cause de son chevauchement (qui est en raison
directe de sa hauteur) (1), couper jusqu'aux deux tiers
de la circonférence cornéenne. Néanmoins, pour les cas
ordinaires, aidé par le renversement, notre maître ne
dépasse pas la moitié de la circonférence cornéenne.

Remarque. — Avant de commencer à décrire le
deuxième temps du procédé, nous devons noter qu'ayant
une fois choisi le siège du lambeau, étant fixé sur sa
forme et hauteur, deux cas peuvent se présenter à l'opérateur :

a) *La chambre antérieure peut exister :* c'est le couteau de Grœfe qu'on doit employer et c'est la kératotomie classique qu'on fait.

b) *La chambre antérieure peut être complètement
disparue :* c'est le scarificateur qui est indiqué et la kératotomie se fait, d'après la méthode de notre maître, au
scarificateur et de dehors en dedans (2).

Pour cela on immobilise le globe avec la pince à double
fixation de Monoyer; on ouvre la chambre antérieure au
scarificateur, de dehors en dedans et on finit la kératotomie aux ciseaux moussés et courbes. Aux nombreuses
opérations faites par lui dans son service et auxquelles
nous avons assisté, nous avons pu apprécier les avantages

---

(1) Tr. de LANDOLT et DE WECKER, t. II, p. 1070.
(2). Professeur GAYET. — *Éléments d'ophtalmologie. Thérapeutique des
staphylomes,* p. 311.

que cette méthode nous donne pour l'ouverture de la chambre antérieure. Dans presque toutes ces opérations-là où le passage d'un couteau dans la dernière était presque impossible, l'iris n'était jamais lésé; car il y avait toujours, malgré la disparition la plus complète en apparence de la chambre antérieure, un jet plus ou moins fort d'humeur aqueuse au moment de son ouverture.

DEUXIÈME TEMPS. — C'est le temps qui constitue la partie essentielle du procédé. Il consiste dans deux choses : A, dans *l'application de la pince* et B, dans le *renversement du lambeau.*

A. — L'APPLICATION DE LA PINCE SPÉCIALE. — On introduit la branche femelle dans la plaie, on saisit en son milieu le bord libre du lambeau et on ferme la pince.

B. — LE RENVERSEMENT DU LAMBEAU. — On soulève doucement le lambeau par son bord, on le renverse et on confie la pince à l'aide. L'angle du renversement est commandé par la nécessité du cas échéant; mais pour les cas ordinaires, un angle de 135° suffit.

Une fois ce deuxième temps accompli, les milieux oculaires se présentent devant l'opérateur et il peut procéder à l'opération qu'il juge nécessaire à faire : soit sur la face postérieure de la cornée, soit sur l'iris, soit sur le cristallin. Quand il a terminé toute l'opération, il peut faire un *lavage intra-oculaire;* mais, comme ce sujet ne touche pas directement la question que nous traitons, nous renvoyons le lecteur pour plus de détails aux éloquents et savants exposés que notre maître a faits au Congrès international d'ophtalmologie d'Heidelberg (1888) et au XIe Congrès de la Société d'ophtalmologie de Paris (1893), et nous passerons à la description du troisième temps.

TROISIÈME TEMPS. — Il consiste dans *la réapplication du lambeau* en enlevant la pince du professeur Gayet.

Comme on rencontre quelquefois des cornées qui se prêtent plus difficilement au renversement que d'autres, on voit aussi, quoique rarement, des lambeaux qui se réappliquent mal. Le manque d'une bonne coaptation immédiate du lambeau est, le plus souvent, le résultat (sans parler de l'entropion (1), ni de cette tendance invincible de la cornée au retournement avec un œil ramolli (2), ni de l'hypertension oculaire d'où hernie de l'iris, etc.), *de la tendance cornéenne au recroquevillement.* Or, pour éviter ses conséquences si dangereuses pour l'opéré, notre maître a recours à la suture cornéenne.

Il n'y a que deux cas où la suture cornéenne était faite : le premier, pour garantir principalement la nutrition cornéenne, dans un staphylome de la cornée (obs. III); le second pour combattre le recroquevillement de la cornée (obs. XXI). Or, dans les deux cas cette suture était *post-opératoire.*

Nous n'avons pas ici la prétention de développer cette grande question de la suture cornéenne qui, soulevée par Williams, de Boston, en 1867, a trouvé aujourd'hui tant de partisans en France et à l'étranger. En France c'est

(1) BOURGEOIS. — *D'une cause du retard de cicatrisation chez les opérés.* Soc. franç. d'opht. 1897.

(2) Professeur GAYET. — *Suture de la cornée après l'opération de la cataracte.* Soc. franç. d'opht. 1889.

Suarez de Mendoza (1) et Kalt (2) qui ont le plus étudié
cette question C'est au premier surtout que revient
l'honneur d'avoir recommandé l'application systématique
de la suture dans l'extraction de la cataracte et d'avoir
précisé le moment où il faut faire passer le fil. Or, ce fil
doit être passé *avant l'ouverture de la chambre antérieure.*

Ce dernier auteur a même proposé, au moment quand
notre maître communiquait son procédé à la Société
française d'ophtalmologie (3), de remplacer la pince spéciale au renversement par la suture cornéenne. Mais dans
ce cas, en prenant en considération nos résultats opératoires, nous croyons que nous serons obligés d'introduire
un nouveau temps presque inutile dans le procédé et
qu'en plus, nous pouvons être gênés, de quelque manière
que ça soit, par les fils de la suture.

(1) S. DE MENDOZA. — *La suture de la cornée dans l'opération de la cataracte.* Broch. 1890.
(2) KALT. — *La suture de la cornée après l'extraction.* Soc. d'opht. de
Paris, 1894.
(3) Professeur GAYET. — *Loc. cit.*

CHAPITRE III

LES OBSERVATIONS

I. — La Cornée

OBSERVATION I

(Due à l'obligeance de M. le professeur GAYET)

Michel R..., âgé de trente et un ans (Saint-Roman-en-Gall), entre à la clinique, le 22 octobre 1896.

Diagnostic : O. D. Épine de châtaigne siégeant à la face postéro-supérieure de la cornée et faisant saillie dans la chambre antérieure.

Opéré le 22 octobre 1896. — O. D. On essaie, tout d'abord, de l'enlever par la face externe de la cornée : tous les efforts sont restés infructueux. On fait alors une kératotomie supéro-externe, on pénètre par là dans la chambre antérieure pour saisir l'épine, mais l'iris, par sa tendance à s'engager dans la plaie, gêne l'extraction. On se décide alors à faire une large iridectomie, puis on agrandit aux ciseaux l'incision cornéenne, on renverse la cornée et on saisit et extrait l'épine. Double pansement.

24 octobre. — La face postérieure de la cornée paraît un peu grisâtre.

29 octobre. — Il persiste un très léger trouble postérieur de la cornée, insignifiant pour la pupille.

2 novembre. — La transparence augmente.

C. PASCHEFF. 4

OBSERVATION II

(Due à l'obligeance de M. le professeur GAYET)

V..., âgé de vingt-huit ans, cultivateur, entre à la clinique le 21 décembre 1896.

Diagnostic : O. G. Staphylome de la cornée datant de deux mois et venant à la suite d'un abcès cornéen survenu il y a cinq mois.

Le larmoiement et la douleur sont fortement accusés.

V. O. G. — Aperçoit seulement la clarté du jour.

Opéré le 24 décembre. — O. G. Kératotomie, iridectomie; mais, comme la chambre antérieure était fortement rétrécie, on perce, au moment de la kératotomie, l'iris et pour le découvrir on pratique le renversement.

A travers la plaie irienne on voit le cristallin faisant hernie; on fait une large iridectomie et il s'échappe tout à fait transparent. Pansement.

2 janvier. — Le malade s'en va sans aucune douleur.

OBSERVATION III

(Due à l'obligeance de M. le professeur GAYET)

F..., âgé de seize ans, entre à la clinique le 26 mai 1897.

Diagnostic : O. G. Staphylome de la cornée à la suite d'un coup d'ongle que le malade a reçu il y a huit ans. Le staphylome date de deux jours : il a commencé par une petite élevure.

V. O. D. — Voit l'ombre de la main.

Opéré le 28 mai. — O. D. Kératotomie supérieure, renversement, destruction de toutes les synéchies antérieures et section du staphylome. A ce moment le cristallin, transparent du reste, faisant hernie, on le fait sortir et on cautérise la plaie staphylomateuse au galvanocautère.

OBSERVATION IV *(personnelle)*

Marie D..., âgée de cinquante ans, entre à la clinique le 23 juin 1898.

Diagnostic : O. G. Staphylome central de la cornée, faisant suite à un abcès de la cornée.

Hypertension oculaire, grandes souffrances, disparition complète de la chambre antérieure.

V. O. G. = 0.

Opérée le 23 juin. — O. G. Kératotomie supérieure au scarificateur et aux ciseaux mousses et courbes, comprenant les *deux tiers* de la circonférence cornéenne. On renverse le lambeau et on trouve : une pupille largement dilatée et presque libre, un corps vitré adhérent au centre de la cornée. On détruit les adhérences, on fait une iridectomie supérieure et, le cristallin étant absent, on relève sa capsule qui adhérait assez fortement au corps vitré pour l'entraîner même légèrement.

28 juin. — Disparition du staphylome, diminution des souffrances.

10 juillet. — Elle part : la plaie est bien cicatrisée, l'œil ne présente aucune douleur et la cornée aucune tendance staphylomateuse.

OBSERVATION V *(personnelle)*

Jeanne A..., âgée de quinze ans, bergère de Beaujeau, entre à la clinique le 5 juillet 1898.

Diagnostic : O. G. Corps étranger de la cornée (morceau de pierre).

L'accident date de trois semaines. Le corps étranger siège plutôt à la face postérieure de la cornée et fait saillie dans la chambre antérieure. La photophobie est très prononcée.

V. O. G. — Voit trouble; V. O. D. = 1.

Opérée le 6 juillet. — O. G. Anesthésie générale à l'éther.

Kératotomie supérieure en plein tissu cornéen et passant légèrement au-dessous du siège du corps étranger (V. fig. II). Renversement. Grâce à la gouge et à une petite pince, on réussit à extraire le corps.

9 juillet. — La cornée est complètement transparente excepté au niveau du siège du corps étranger.

Pas de douleur.

25 juillet. — La malade s'en va : l'ancien siège du corps étranger est encore marqué par un petit leucome.

Elle présente un astigmatisme irrégulier et une vision trouble. Pas de photophobie.

V. O. G. — Distingue les doigts à un mètre.

OBSERVATION VI *(personnelle)*

Jeanne D..., cinquante ans, ménagère, entre à la clinique le 15 septembre 1898.

Diagnostic : O. G. *Staphylome central de la cornée* datant de quelques mois et faisant suite à un abcès qu'elle a eu il y a quinze ans.

Hypertension, fortes souffrances, disparition complète de la chambre antérieure.

V. O. G. = 0.

Opérée le 15 septembre. — O. G. Au lieu de procéder à l'énucléation, on fait une dernière tentative pour lui sauver l'œil.

Anesthésie générale à l'éther.

Kératotomie supérieure au scarificateur et aux ciseaux mousses comprenant la moitié de la circonférence cornéenne; renversement; large iridectomie supérieure; destruction complète des adhérences iriennes. Pour garantir la bonne application du lambeau et surtout la nutrition, on le fixe par cinq points de suture cornéenne. Pansement compressif de l'O. G.

17 septembre. — Les douleurs se sont un peu calmées.

22 septembre. — La malade ne souffre pas; la plaie est bien cicatrisée; on enlève les derniers fils.

3 octobre. — Nouvelle poussée glaucomateuse : la cornée pointe.

20 octobre. — L'œil ne présente aucune douleur, mais la cornée pointe encore : on continue le pansement.

La malade demande à partir.

OBSERVATION VII

(Due à l'obligeance de M. le professeur GAYET)

Louis B..., âgé de trente ans, de Saint-Julien (Ardèche), cultivateur, entre à la clinique le 30 novembre 1898.

Diagnostic : O. D. Piquant de châtaigne dans la cornée, faisant saillie dans la chambre antérieure (V. fig. III).

V. O. D. = Q.

Opéré le 1ᵉʳ décembre. — O. D. On fait une petite kératotomie supérieure à la lame et, l'iris s'étant engagé dans la plaie, on fait une iridectomie. Une première tentative d'introduction de la pince reste infructueuse. On voit bien alors qu'il faut : 1° agrandir la plaie cornéenne; et 2° se donner du jour en renversant la cornée. Après avoir accompli ces deux nécessités, l'épine a nettement apparu. On la saisit à trois reprises différentes avec une pince à cupule et les trois fois elle a lâché. A la fin de ces manœuvres l'œil s'est tendu, la capsule, peut-être atteinte, s'est déchirée et le cristallin a dû être extrait. L'œil a présenté à ce moment une tendance à se vider et on a dû endormir le malade.

On poursuit l'opération malgré l'insuffisance de l'anesthésie. On renverse la cornée et l'épine réapparaît. On la saisit avec une pince et on l'extrait cette fois-ci en éprouvant la sensation d'un corps étranger qui résiste.

8 décembre. — La pupille est belle et noire. La cornée est légèrement grisâtre à sa partie supérieure et au niveau du siège de l'épine.

15 décembre. — La plaie est cicatrisée; pas de douleurs; la transparence est presque complète, excepté au niveau du siège du corps étranger.

28 décembre. — Le malade s'en va : l'O. D. reconnaît les doigs à soixante-quinze centimètres.

O. D. Astigmatisme irrégulier.

Observation VIII *(personnelle)*

Marie G..., âgée de vingt-trois ans, ménagère, entre à la clinique le 20 juin 1898.

Diagnostic : O. D. Plaie transversale et médiane de la cornée faisant suite à un coup de couteau qu'elle a reçu la veille.

La conjonctive est rouge ; la chambre antérieure profonde ; l'iris est coupé en deux et la partie inférieure est refoulée en arrière ; le cristallin est cataracté ; la tension oculaire, les douleurs et la photophobie sont fermement accusées.

V. O. D. = Q ; V. O. G. = 1 difficilement.

Le 23 juin la cicatrice cornéenne présente trois infiltrations jaunâtres formant des colonies en voie de développement.

Opérée le 23 juin. — O. D. Anesthésie à l'éther.

Kératotomie supérieure et renversement ; au moment du renversement une partie (V. fig IV *bc*) de 5 millimètres environ de l'ancienne cicatrice cède. Il n'est resté du tissu sain pour la nutrition du lambeau que la partie *a d* de 4 millimètres environ. On nettoie la chambre antérieure en enlevant les exsudats et les membranes purulentes qui s'y trouvaient et on cautérise au galvanocautère le siège de l'infiltration suppurative.

25 juin. — L'infiltration semble être arrêtée dans sa marche ; la malade ne souffre pas ; un liséré blanc marque la trace de l'incision ; un trouble de la transparence, le siège de la cicatrice.

8 juillet. — La suppuration est complètement arrêtée ; l'œil a l'apparence d'avoir une santé parfaite ; la transparence augmente.

17 juillet. — La malade part : V. O. D. = Q (à cause de l'ancienne cicatrice cornéenne).

OBSERVATION IX

(Due à l'obligeance de M. le professeur GAYET)

L... V..., âgé de cinquante et un ans, mécanicien, entre à la clinique le 16 août 1898.

Diagnostic : O. D. large abcès de la cornée avec l'hypopyon, datant de vingt jours.

V. O. D. = Q (à cause de l'infiltration cornéenne).

Le malade souffre beaucoup.

Opéré le 16 août. — O. D. Kératotomie supérieure comprenant les *deux tiers* de la circonférence cornéenne, renversement, lavage de la face externe et interne de la cornée, nettoyage de la chambre antérieure et cautérisation de l'abcès.

22 août. — Le malade ne souffre pas; le pus semble se résorber; la cornée reste toujours opaque.

23 août. — La suppuration est tout à fait arrêtée; le malade part.

Il rentre de nouveau le *13 septembre* avec un staphylome de la même cornée et de fortes douleurs : on pratique l'énucléation.

II. — La Chambre antérieure

OBSERVATION X (*personnelle*)

Victor G..., âgé de cinquante ans, cultivateur, entre à la clinique le 22 août 1898.

Diagnostic : O. D. G. Iritis plastique datant de huit mois; mais le malade a déjà été soigné à l'Hôtel Dieu de Lyon pour une iritis de l'œil gauche, il y a huit ans et dont il a guéri.

O. D. G. — Présentent des synéchies postérieures, un iris sale et terne, une pupille non dilatable par l'atropine.

V. O. D. = 1/30 ; O. G. = Q; V. O. D. a le champ visuel très rétréci.

Les urines n'ont pas d'albumine ni de sucre.

Opéré le 3 septembre. — O. G. Kératotomie inférieure et

iridectomie ; mais, comme un petit caillot sanguin restait adhérent dans la chambre antérieure de l'O. G. et ne pouvait pas se détacher par le lavage, on a eu recours au renversement et on l'a enlevé avec une pince.

12 septembre. — O. G. La pupille est belle et noire ; pas de douleurs ; la transparence cornéenne satisfaisante.

15 septembre. — On voit des exsudats dans la chambre antérieure, surtout de l'œil gauche.

17 septembre.— Le malade part : V.O.G.= Q; V.O.D. = 1/20.

OBSERVATION XI (*personnelle*)

M..., âgée de cinquante-huit ans, entre à la clinique le 8 septembre 1898.

Diagnostic : O. D. G. Anciens leucomes, moins avancés sur l'O. D.

V. O. D. — Distingue la clarté du jour ; V. O. G. = 0.

Opérée le 8 septembre. = O. D. Kératotomie inféro-interne, comprenant la moitié de la circonférence cornéenne. On essaie de faire une iridectomie; mais on est gêné, d'une part, par les opacités cornéennes, de l'autre, par l'épanchement sanguin et on pratique le renversement : on éponge et fait une pupille artificielle.

9 septembre. — Pas de douleurs, la transparence cornéenne reste stationnaire.

15 septembre. — V. O. D. — Voit l'ombre de la main.

38 septembre. — V. O. D. — Reste la même chose à cause de l'ancien leucome.

Elle part.

III. — L'Iris

OBSERVATION XII
(Due à l'obligeance de M. le professeur GAYET)

J. G..., âgé de douze ans, entre à la clinique le 26 octobre 1896.

Diagnostic : O. G. Kyste de l'iris, consécutif à une iridectomie.

La cornée présente à sa partie inférieure la trace d'une ancienne blessure qui a nécessité l'iridectomie il y a quatre ans.

L'iris a conservé sa couleur normale, il ne réagit ni à la lumière, ni à l'accommodation.

Le kyste est d'une couleur blanc sale et recouvre la plus grande partie de la pupille.

V. O. G. = 1/2.

Opéré le 10 novembre. — O. G. On fait une ponction du kyste du côté externe, on le traverse et on sort le contenu de l'autre côté de la cornée. Par ces deux ouvertures, on fait de chaque côté une iridectomie; mais, comme il y restait encore un morceau du kyste, on complète la kératotomie aux ciseaux, on fait le renversement et on attaque directement la poche kystale. A ce moment un peu d'humeur vitrée sort et on termine vite l'opération.

26 novembre. — Toute la région de la cornée qui était en contact avec le kyste est blanche, formant un leucome saturé. L'enfant souffre peu ; la plaie n'est pas fermée; l'œil est un peu irrité; on lui laisse le double pansement.

9 décembre. — Présence d'une petite hernie de l'iris; l'œil est larmoyant ; photophobie ; pas de trace de kyste; la transparence du vitré est satisfaisante; le leucome semble se vasculariser.

OBSERVATION XIII

(Du même auteur)

Olympe P..., âgée de trente-trois ans, entre à la clinique le 4 mai 1897.

Diagnostic: O. D. Ancienne irido-choroïdite plastique pour laquelle on lui a fait déjà à la clinique une iridectomie (la même année).

O. G. *Irido-choroïdite plastique.*

La pupille de l'O. D. est complètement obstruée par des produits plastiques et au centre on aperçoit le cristallin cataracté.

Opérée le 11 mai. — O. G. Large iridectomie après le renversement de la cornée.

20 mai. — V. O. D. = Q.

OBSERVATION XIV

(Du même auteur)

Berthe D..., âgée de trente-trois ans, blanchisseuse, entre à la clinique le 24 mai 1897.

Diagnostic : O. G. *Irido-choroïdite plastique* datant de trois ans.

V. O. G. — Distingue les doigts seulement.

Opérée le 3 juin. — O. G. Iridectomie après le renversement cornéen.

OBSERVATION XV

(Du même auteur)

Joseph V..., âgé de trente-neuf ans, entre à la clinique le 23 juin 1897.

Diagnostic : O. D. *Irido-choroïdite plastique* datant de quatorze ans.

Antécédents personnels. — Des rhumatismes.

État actuel. — Exophtalmie, la cornée de l'O. D. est dépolie.

V. O. D. — Voit l'ombre de la main.

Opéré le 1ᵉʳ juillet. — O. D. Iridectomie après le renversement.

OBSERVATION XVI

(Du même auteur)

Marie Ch..., entre à la clinique le 2 juillet 1897.

Diagnostic : O. G. *Iritis plastique* (pupille en étoile).

        O. D. *Iritis plastique* datant de trois mois.

Opérée le 3 juillet. — O. G. Large iridectomie supérieure s'aidant du renversement.

Nota. — La kératotomie supérieure était faite suivant *le petit méridien de la cornée,* ce qui a facilité le renversement de celle-ci.

OBSERVATION XVII
(Du même auteur)

François B..., âgé de quatre-vingt-un ans, entre à la clinique le 8 juillet 1897.

Diagnostic : O. G. Irido-choroïdite plastique datant probablement, d'après le dire du malade, de vingt ans.

Le cristallin de l'œil droit présente une cataracte nucléo-corticale blanchâtre.

Sur l'œil gauche on voit dans la pupille une membrane blanchâtre.

V. O. D. = 1/10; V. O. G. — Distingue les doigts à 0 m. 75.

Opéré le 13 juillet. — O. G. iridectomie après le renversement cornéen.

17 juillet. — La cornée est un peu trouble à sa face postérieure.

25 juillet. — La transparence augmente.

6 août. — Il reste toujours à la cornée un trouble laiteux limité par une ligne correspondant à peu près à la charnière de la cornée retournée. A ce niveau, on constate une légère synéchie antérieure.

OBSERVATION XVIII
(Du même auteur)

Marie M..., âgée de cinquante et un ans, tisseuse, entre à la clinique le 8 juillet 1897.

Diagnostic : O. G. Iritis plastique.

     —   *O. D. Iritis plastique* datant de six mois.

État général : mauvais; elle a les jambes enflées et elle se plaint d'une faiblesse générale depuis deux ans.

Les urines ne contiennent ni de l'albumine, ni du sucre.

V. O. D. = Q; V. O. G. — Distingue à peine pour se conduire.

Opérée le 13 juillet. — O. G. kératotomie, renversement

et destruction de toutes les adhérences iriennes. Le lambeau est un peu soulevé sur tout le pourtour de la plaie et forme un sillon attestant le recroquevillement de la cornée. La chambre antérieure est pleine d'une masse d'apparence exsudative et trouble qui occupe toute l'aire de la vaste pupille et sur la nature de laquelle on ne peut pas se prononcer.

26 juillet. — V. O. G. — distingue les doigts de la main.

OBSERVATION XIX

(Du même auteur)

A... E..., âgé de cinquante-trois ans entre à la clinique le 3 août 1897.

Diagnostic. — O. G. *Irido-choroïdite* datant de deux jours.

Antécédents : Des rhumatismes.

État actuel : Douleur, hypertension.

V. O. G. — Voit l'ombre de la main.

Opéré le 4 août. — Kératotomie et renversement. Au moment où l'on dissèque l'iris le malade a une *contracture de l'œil* qui a énucléé son cristallin, très transparent d'ailleurs.

17 août. — Pupille noire à travers une cornée qui paraît transparente.

OBSERVATION XX (*personnelle*)

Marie P..., âgée de soixante-huit ans, entre à la clinique le 5 juin 1898.

Diagnostic. — O. G. *Iritis plastique* datant de huit mois.

État général : faible;

Antécédents personnels : beaucoup de rhumatismes.

La pupille n'est pas dilatable par l'atropine, la chambre antérieure est diminuée.

V. O. G. — Distingue à peine la clarté du jour.

Opérée le 11 juin. — O. G. kératotomie inférieure ; on essaye de faire une iridectomie, mais, les synéchies postérieures étant très solides ne cèdent pas et on a recours au renversement. On coupe le tiers de l'iris sur les deux yeux.

17 juin. — Les deux cornées présentent un trouble dans leur transparence qui semble siéger sur la face postérieure de la cornée surtout dans sa moitié inférieure, et coïncider avec quelques exsudats plastiques nageant dans l'humeur aqueuse surtout de l'œil droit. Enfin la cornée gauche présente la trace de la pince du professeur Gayet.

Le malade ne souffre pas.

5 juillet. — O. D. La cornée s'éclaircit, mais la pupille est complétement refermée par des exsudats plastiques.

O. G. La cornée reste encore trouble dans sa partie inférieure, mais la pupille est ouverte et la malade voit comme à travers un brouillard.

8 juillet. — Des exsudats apparaissent dans la chambre antérieure de l'œil gauche.

La malade part : l'œil gauche reste stationnaire.

Observation XXI *(personnelle)*

Benoîte B..., âgée de soixante-neuf ans, entre à la clinique le 28 août 1898.

Diagnostic. — O. D. *Iritis plastique* datant de sept mois.

La malade a eu beaucoup de rhumatismes ; elle présente un état général faible ; les globes oculaires sont fortement enfoncés dans la cavité orbitaire et les deux paupières inférieures présentent un entropion assez considérable ; la chambre antérieure est peu profonde sur l'œil gauche, disparue pour l'œil droit ; l'iris est terne, la pupille en tomate : les urines ne contiennent pas d'albumine ni de sucre.

V. O. D. = Q ; V. O. G. = 1/2.

Opérée le 3 novembre. — O. D. kératotomie supérieure au scarificateur et aux ciseaux mousses ; renversement et iridectomie. La pupille paraît belle et noire ; la cornée a une tendance à se recroqueviller et on fixe le lambeau par deux points de suture. Un petit épanchement sanguin est resté dans la chambre antérieure.

9 novembre. — La chambre antérieure n'est pas encore refermée et présente un petit épanchement sanguin non encore résorbé.

La plaie est un peu béante; la cornée, légèrement plissée au niveau de la suture, présente un léger trouble sur sa face postérieure.

La conjonctive est un peu injectée et cette congestion est entretenue par l'entropion.

La malade souffre de temps en temps.

12 novembre. — On enlève les sutures.

17 novembre. — La plaie est bien cicatrisée; la chambre antérieure reformée mais peu profonde et contient du sang encore dans sa partie inférieure; le trouble de la cornée persiste encore à sa face supérieure et la pupille a une tendance à s'obstruer.

22 novembre. — La cornée s'éclaircit; mais la pupille se referme.

25 novembre. — La malade part : la pupille est obstruée. V. O. D. = Q. A l'examen avec le disque de Placcido on trouve un astigmatisme irrégulier dans l'axe oblique.

Observation XXII (*personnelle*)

A... L..., âgé de soixante-cinq ans, entre à la clinique le 9 septembre 1898.

Diagnostic. — O. D. *Irido-cyclite* datant de cinq semaines; entropion de la paupière inférieure.

La pupille est déformée, allongée transversalement, adhérente à la capsule cristallinienne et présentant dans son champ du pigment.

La chambre antérieure est peu profonde.

Le globe est légèrement douloureux à la pression : le malade souffre. V. O. D. = 1/8. V. O. G. = 1/3.

Les urines ne contiennent pas d'albumine, ni de sucre.

Opéré le 20 septembre. — O. D. kératotomie inférieure,

renversement, large iridectomie consistant dans la destruction de toutes les synéchies.

24 septembre. — La cornée est trouble légèrement dans son tiers inférieur et la conjonctive bulbaire est injectée : cette injection est entretenue par l'entropion.

3 octobre. — Le malade distingue les doigts.

10 octobre. — On lui passe un fil métallique pour lui tirer en bas la paupière.

13 octobre. — La conjonctive tend à se décongestionner.

18 octobre. — La chambre antérieure est peu profonde; elle semble contenir dans sa partie inférieure quelques exsudats.

La pupille est obstruée partiellement par une membrane demi-transparente, de forme triangulaire et à base supérieure, qui empêche de voir le fond de l'œil.

L'humeur aqueuse paraît légèrement trouble.

La cornée est très transparente dans ses trois quarts supérieurs; mais dans son tiers inférieur, elle est couverte à sa face postérieure par des exsudats.

Le malade ne souffre pas.

20 octobre. — V. O. D. = 1/10. O. G. = 1/2. V. O. D. Astigmatisme irrégulier.

OBSERVATION XXIII

(Due à l'obligeance de M. le professeur GAYET)

Pierrette D..., âgée de cinquante-six ans, de Charly (Rhône), entre à la clinique le 25 mars 1897.

Diagnostic: O. D. Iritis plastique. — La malade est rhumatisante depuis sept ans et demi ; les premières manifestations oculaires datent de trois mois. Elle ne souffre pas beaucoup de l'œil ; mais elle se plaint plutôt d'un brouillard devant l'O. D. et de corps flottants. La pupille est déformée, adhérente à sa partie interne. La pupille gauche ne réagit pas bien à la lumière et à l'accommodation.

V. O. D. = 1/10. V. O. G. = 1/3.

Opérée le 27 mars. — O. D. Kératotomie supérieure, renversement, destruction de toutes les adhérences iriennes.

12 avril. — Existence d'un petit point blanc sur la corné , marquant la trace de la pince du professeur Gayet.

O. D. — 5 Dioptéries dans l'axe de 15° en dehors.

OBSERVATION XXIV

(Du même auteur)

Péroline G..., âgée de vingt-trois ans, entre à la clinique le 20 novembre 1896.

Diagnostic : O. D. Kyste de l'iris et cristallin cataracté, suite d'un traumatisme portant sur l'œil droit à l'âge de trois ans.

Histoire : La malade dit s'être blessée, il y a vingt ans, avec une planche. A ce moment, elle n'a pas présenté d'hémorragie, ni de perte subite de la vue.

Il y a six mois seulement que la vue du côté droit a commencé à baisser, mais depuis un an et demi la malade a vu une petite auréole jaunâtre se développer au niveau de la cicatrice cornéenne.

État actuel. — On constate à la partie supéro-interne de la cornée, à 2 millimètres en dedans du limbe, la cicatrice cornéenne de 2 millimètres de longueur et d'une transparence presque complète au centre avec un contour nettement grisâtre. A cette cicatrice adhère la poche d'un kyste, remplissant toute cette partie de l'angle de la chambre antérieure et présentant les caractères suivants : elle est bilobée, elle empiète par son bord inférieur sur la pupille, est transparente, a une paroi postérieure formée par un tissu rayonnant comme l'iris normal, seulement d'une couleur beaucoup plus foncée.

L'iris présente l'ancienne cicatrice.

Le cristallin est cataracté, gris bleuâtre, aplati, repoussé en avant, adhérent à l'iris et paraît représenté seulement par sa capsule. Le fond de l'œil peut s'illuminer, mais on ne peut pas l'étudier.

La malade s'en va.

Elle entre de nouveau à la clinique le 11 février 1897 à cause de l'augmentation du volume du kyste.

Opéré le 16 février. — O. D. Kératotomie, renversement, excision du kyste : une substance diffluente et molle est sortie, iridectomie.

OBSERVATION XXV

(Du même auteur)

Claude R..., âgé de soixante-quatre ans, entre à la clinique le 6 avril 1897.

Diagnostic : O. D. Irido-choroïdite, datant de dix ans; cataracte au début.

Diagnostic: O. G. Cataracte au début datant de six mois.

O. D. — La chambre antérieure n'existe pas ; la pupille est déformée et adhérente.

V. O. D. = Q.

Opéré le 9 avril. — O. D. Kératotomie supérieure, renversement, iridectomie.

12 avril. — La cornée s'est sensiblement éclaircie; la piqûre de la pince n'a pas laissé de trace.

Le sang épanché dans la chambre antérieure a commencé à se résorber.

OBSERVATION XXVI

(Du même auteur)

Joseph B..., âgé de cinquante-trois ans, entre à la clinique le 16 mars 1897.

Diagnostic : O. D. Cataracte polaire postérieure.

—   *O. G. Irido-choroïdite* datant de six ans ; cataracte au début.

O. G. — La pupille réagit encore.

Opéré le 23 mars. — O. D. Kératotomie supérieure, renversement, iridectomie supéro-externe.

29 mars. — La cornée est complètement transparente ; il y a un peu de sang dans la chambre antérieure, mais il tend à se résorber.

IV. — Le cristallin

OBSERVATION XXVII (*personnelle*)

Marie A..., âgée de soixante et un ans, entrée à la clinique le 28 juin 1898.

Diagnostic: O. D. *Cataracte dure,* datant de trois mois.

    —   O. G. *Cataracte dure* datant de six ans (plaque capsulaire.

V. O. D. G. — Voit l'ombre de la main.

Opéré le 1ᵉʳ juillet. — O. D. Kérato-kystotomie supérieure, renversement, iridectomie, sortie d'un cristallin volumineux.

27 juillet. — V. O. D. Sph $+$ 13 Dioptéries $=$ 1/80.

OBSERVATION XXVIII (*personnelle*)

J. B..., âgée de cinquante-huit ans, entre à la clinique le 7 juin 1898.

Diagnostic: O. D. *Iritis platique et cataracte adhérente.*

La chambre antérieure est profonde ; l'iris fortement adhérent au cristallin ; la cristalloïde paraît enclavée dans la pupille.

V. O. D. — Distingue la clarté du jour.

Opéré le 9 juin. — O. D. Kérato-kystotomie supérieure, renversement, large iridectomie, sortie du cristallin.

10 juin. — Léger trouble de la cornée ; le malade ne souffre pas.

16 juin. — Le trouble persiste.

21 juin. — La cornée s'éclaircit ; la pupille est noire ; on aperçoit quelques exsudats flottants dans la chambre antérieure.

28 juin. — On proscrit l'atropine.

1er juillet. — La cornée est complètement trai arente ;
O. D. — Astigmatisme opératoire.

Il part : V. O. D. — Distingue les doigts de la main à 0 m. 50.

OBSERVATION XXIX (personnelle)

J. B..., âgé de cinquante-neuf ans, entre à la clinique le
31 août 1898.

Diagnostic : O.D. Iritis torpide, datant de six ans ; *O. G.
cataracte non mûre et adhérente.*

État général. — Adipose, beaucoup de rhumatismes.

Les urines ne contiennent pas d'albumine, ni de sucre.

O. G. — Hypotonie ; l'iris en tomate.

V. O. D. = 1/60. V. O. G. — Distingue les doigts à 0 m. 25.

Opéré le 3 septembre. — O. D. Kératotomie supérieure, iridectomie classique.

O. G. — Kératotomie supérieure ; on essaie de faire une iridectomie, mais les synéchies postérieures sont trop solides pour
pouvoir le permettre ; on renverse alors le lambeau, on fait une
large iridectomie et on extrait la cataracte. Un morceau de sa
capsule est resté adhérent à l'iris.

5 septembre. — La malade souffre un peu de l'O. G.

8 septembre. — La cornée est légèrement trouble sur les
deux yeux.

La malade souffre de son O. G. qui paraît un peu conges-
tionné : on applique une ventouse scarifiée à la tempe gauche.

17 septembre. — Les douleurs ont disparu, l'œil s'est décon-
gestionné, la cornée s'éclaircit ; mais on voit que des exsudats
apparaissent dans sa chambre antérieure et tendent à obstruer
sa pupille.

25 septembre. — La malade part : la cornée droite est suffi-
samment transparente, la cornée gauche est encore un peu
trouble à cause des exsudats dans la chambre antérieure.

V. O. D. — Distingue les doigts à 0 m. 50.

V. O. G. — Voit l'ombre de la main. O. D. G. Astigmatisme
opératoire.

Observation XXX (*personnelle*)

Firmin R..., âgé de soixante-cinq ans, entre à la clinique le 11 octobre 1898.

Diagnostic : *O. D. Cataracte dure et mûre*, datant de six ans.

V. O. D. — Distingue la clarté du jour.

Opéré le 13 octobre. — O. D. Kérato-kystotomie supérieure, iridectomie (pour cause d'insuffisance de dilatation pupillaire par l'atropine). Le cristallin, d'une couleur brune, sort en forme d'escargot se brisant à la fin et laissant une petite portion de sa substance qu'on ne pouvait pas enlever avec la curette, ni avec le lavage prolongé et qui a nécessité le renversement pour l'extraire directement grâce à la pince d'iridectomie.

14 octobre. — Le malade ne souffre pas.

11 octobre. — La cornée est complètement transparente, la pupille est belle et noire, la plaie bien cicatrisée et la chambre antérieure reformée.

25 octobre. — Le malade s'en va : V.O.D. sph $+ 11$ D.$= 1/10$. V. O. D. $= 2$ D. 50.

Observation XXXI

(Due à l'obligeance de M. le professeur Gayet)

Marie G..., âgée de cinquante-six ans, entre à la clinique le 15 mars 1895.

Diagnostic : O. G. *Irido-choroïdite* datant de trois ans.

O. D. *Iritis plastique* datant d'un an.

O. D. G. — Chambre antérieure diminuée ; adhérences iriennes.

O. G. — Le cristallin est cataracté.

V. O. D. — Compte les doigts à 0 m. 30.

V. O. G. — Distingue à peine les doigts à 0 m. 25.

Opérée le 2 avril. — O. G. Énucléation.

O. D. Iridectomie inférieure et classique.

Elle s'en va avec un champ visuel de l'O. D. très rétréci.

La malade *rentre de nouveau dans le service le 14 octobre* 1898.

Diagnostic : O. D. Cataracte adhérente calcaire.

Les synéchies ne se détruisent pas par l'atropine; la capsule cristallinienne paraît coriace et à sa partie supéro-interne est infiltrée d'une substance blanche calcaire.

V. O. D. — Distingue la clarté du jour.

Les urines ne contiennent pas d'albumine, ni de sucre.

Opérée le 20 octobre. — O. D. Kératotomie inférieure, renversement, destruction des synéchies surtout du côté externe (du côté interne on les laisse à cause de leur grande solidité).

On fait la kystotomie et le cristallin sort. Une partie de la capsule calcaire reste adhérente du côté interne.

V. O. D. — La malade distingue les doigts.

27 octobre. — La cornée est presque transparente. La pupille paraît belle et noire, excepté du côté interne où siège un épanchement sanguin.

Elle ne souffre pas.

30 octobre. — Les exsudats apparaissent dans la chambre antérieure.

Elle s'en va : V. O. D. — Distingue la lumière de la bougie à 0 m. 50.

OBSERVATION XXXII *(personnelle)*

Jean M..., âgé de cinq ans et demi, entre à la clinique le 15 novembre 1898.

Diagnostic : O. D. Cataracte traumatique.

O. G. Phtisie oculaire.

Histoire. — Il y a deux mois il s'amusait à faire partir des capsules et il fut atteint sur les deux yeux, la face interne des cuisses et le visage.

État général bon.

La cataracte fait hernie à travers la pupille dans la chambre antérieure.

Opéré le 17 novembre. — O. D. Anesthésie au chloroforme.

Kératotomie supérieure *dépassant la moitié de la circonférence cornéenne;* renversement et extraction à la curette des masses corticales.

La pupille est belle et noire.

O. G. — Énucléation.

Pendant ce moment l'O. D. prend une légère crise glaucomateuse : le lambeau cornéen se soulève, la pupille remonte et l'iris tend à s'engager dans la plaie.

On rétablit la pupille.

22 novembre. — La cornée paraît bombée dans sa partie supérieure à cause de l'enclavement irien; à ce niveau elle présente un léger trouble.

La chambre antérieure n'est pas reformée à cause de l'enclavement irien.

Le malade ne souffre pas; il voit la main.

5 décembre. — Excision et cautérisation de l'iris enclavé.

15 décembre. — Il s'en va : la cornée est complètement transparente; V. O. D. — Distingue les doigts à 0 m. 30.

OBSERVATION XXXIII

(Due à l'obligeance de M. le professeur GAYET)

Antoine L..., âgé de vingt-neuf ans, entre à la clinique le 23 mars 1897.

Diagnostic : O. D. Cataracte traumatique.

Histoire. — Il y a onze jours le malade a reçu un éclat de bois sur l'O. D. et il a perdu brusquement sa vue sans éprouver des douleurs.

État actuel. — La cornée présente, dans sa partie supéro-externe, la trace de la blessure; la chambre antérieure est remplie de masses cristalliniennes masquant le champ pupilláire; la pupille se dilate par l'atropine.

Il quitte le service et rentre de nouveau le *14 avril* de la même année, présentant des phénomènes inflammatoires : douleurs, rougeur, photophobie.

Opéré le 19 avril. — O. D. Kératotomie inférieure; issue de masses cristalliniennes; renversement et iridectomie.

Le malade n'a accusé aucune douleur pendant l'opération.

Observation XXXIV

(Du même auteur)

Claude L..., âgé de cinquante-cinq ans, entre à la clinique le 29 mars 1897.

Diagnostic : O. D. Cataracte traumatique non mûre.

Histoire. — En 1875 le malade a reçu un éclat de pierre dans l'O. D., mais il y voyait encore. En 1879 quelques phénomènes inflammatoires se sont montrés.

État actuel. — Il souffre depuis deux mois; la vue a baissé.

V. O. D. — Distingue seulement la clarté du jour; *la cornée est un peu floue ;* la chambre antérieure est diminuée; la pupille punctiforme est poussée en avant; le cristallin cataracté.

V. O. G. = 2/3, son champ visuel est rétréci, pas de phénomènes sympathiques.

Opéré le 1er avril 1897. — Anesthésie à l'éther. Kératotomie supérieure, entourée de quelque difficulté à cause de la diminution de la chambre antérieure; elle comprend la moitié de la circonférence cornéenne dans le but de chercher à l'agrandir par ses deux extrémités de manière à *ne laisser intact que le tiers de la membrane.* On renverse et on coupe toute la moitié supérieure de l'iris avec la membrane obturante de la pupille.

Le cristallin ayant paru assez transparent on l'a laissé en place.

3 avril. — La cornée est un peu soulevée et un peu troublée dans sa transparence; présence d'un épanchement sanguin dans la chambre antérieure; l'état de l'œil est bon.

5 avril. — L'œil a repris sa forme; la cornée est grisâtre.

12 avril. — La cornée présente un néphélion, suite de trouble cornéen *antérieur* à l'opération.

Observation XXXV

(Du même auteur)

J. V..., âgé de vingt-neuf ans, entre à la clinique le 20 janvier 1897.

Diagnostic : O. G. Cataracte traumatique.

Histoire. — Il y a dix mois le malade a reçu un éclat de bois dans l'O. G.; il a continué à travailler, mais sa vue a commencé à baisser.

État actuel. — L'iris est adhérent en dehors, la cataracte est mûre : l'O. G. distingue la clarté.

Opéré le 21 janvier. — O. G. Kératotomie supérieure; renversement; iridectomie externe; extraction directe des masses corticales avec la curette.

L'œil est un peu mou.

4 février. — A l'examen ophtalmoscopique, on aperçoit le reste de la capsule cristallinienne qui gêne la vue : V. O. G. = 1/360

Observation XXXIII

(Du même auteur)

Ph. R..., âgé de huit ans, entre à la clinique le 20 avril 1897.
Diagnostic : O. D. Cataracte molle datant de trois mois.
L'enfant nie tout traumatisme antérieur.

État actuel. — La chambre antérieure est légèrement diminuée, la pupille est déformée et adhérente en bas. O. D. distingue la clarté.

Opéré le 27 avril. — O. D. Kératotomie; on essaie de faire la kystotomie, mais la capsule se déprime et résiste avant de se déchirer. On renverse alors la cornée, on saisit le cristallin avec la pince à iridectomie et on l'extrait; derrière lui un peu de vitré sort.

Observation XXXVII

(Du même auteur)

Jeanne B..., âgée de treize ans, entre à la clinique le 11 mars 1897.

Diagnostic : O. D. Opéré de la cataracte il y a onze ans.

O. G. Cataracte atrophiée datant d'un an.

État actuel. — O. G. Nystagmus. V. O. D. — Distingue les doigts; V. O. G. — Distingue la clarté.

Opérée le 18 mars. — O. G. Anesthésie au chloroforme; kératotomie inférieure comprenant le tiers de la circonférence cornéenne; renversement de la cornée; large iridectomie découvrant le cristallin cataracté et atrophié; mais le cristallin ne sort pas. A la fin, on se décide à faire la capsulotomie avec le couteau à cataracte et on réussit par des pressions légères à extraire le cristallin en forme de pain à cacheter.

20 mars. — La malade distingue les doigts; l'œil se trouve dans un état parfait,

2 avril. — A l'examen plus attentif on voit de petits points blancs, traces probables de la pince du professeur Gayet.

La malade part : V. O. G. — Sph. + 8 D. = 1/3.

O. G. 3 D. 50 (astigmatisme opératoire).

Observation XXXVIII

(Du même auteur)

Michel G..., âgé de trente-quatre ans, entre à la clinique le 6 mai 1898.

Diagnostic: O.D. Cataracte traumatique datant de trois mois.

La cornée présente une tache blanche, trace de l'ancienne perforation.

Opéré le 17 mai. — Kératotomie supérieure, renversement, iridectomie, extraction de la cataracte.

C. PASCHEFF. 7

Observation XXXIX (personnelle)

J. B..., âgé de trente ans, entre à la clinique le 30 janvier 1899.

Diagnostic : O. G. *Cataracte secondaire* datant de deux mois et faisant suite à une extraction du cristallin dans le but de guérir sa forte myopie.

État actuel. — O. G. La cornée présente la trace de l'ancienne cicatrice siégeant à la partie inféro-externe. Elle est adhérente par sa face postérieure à l'iris et légèrement à la capsule au niveau de la cicatrice.

La chambre antérieure est diminuée, la pupille presque obturée par une masse blanchâtre qui n'est que la capsule devenue opaque et adhérente à l'iris.

V. O. D. = 1/20, V. O. G. = Q (myopie de — 33*) et astigmatisme opératoire.

Opéré le 7 février. — O. G. Anesthésie à l'éther. Kératotomie opératoire supéro-externe ; renversement : la capsule se présente sous l'œil de l'opérateur. On la saisit avec une pince droite, on la tire légèrement en dedans et on essaie de la couper avec les pinces-ciseaux de de Wecker. On la coupe, mais à ce moment il y a du vitré qui tend à sortir. On enlève les instruments et on ferme l'œil en faisant un peu de compression, le vitré rentre presque entièrement.

Pansement.

14 février. — Petite hernie du vitré, trouble de la cornée à ce niveau mais rien au niveau de la charnière.

Le malade souffre de l'O. G.

16 février. — Section du vitré qui faisait hernie.

20 février. — La plaie n'est pas encore bien cicatrisée mais les saillies de ses bords ne se voient plus.

Le trouble diminue et le malade distingue les doigts à 0 m. 25.

Pas de douleur.

25 février. — La pupille est noire, la plaie cicatrisée.

On fait un pansement monoculaire.

28 février. — On prescrit le bandeau.

8 mars. — On lui prescrit des lunettes colorées.

Le trouble persiste sur la partie supéro-externe de la cornée qui semble adhérente au vitré.

V. O. D. = 1/30 ; astigmatisme 6 D. dans l'axe horizontal.

Observation XL (*personnelle*)

Expérience sur un chien

Opéré 2 août 1898. — Anesthésie à la cocaïne. Kératotomie inférieure comprenant *le tiers de la circonférence cornéenne ;* renversement ; suture des paupières.

15 août. — La plaie est bien cicatrisée, la chambre antérieure est reformée ; on voit les traces du lambeau auxquelles arrivent quelques vaisseaux ; *la cornée est complètement transparente.*

28 août. — Énucléation.

V. — Appendice

Observation XLI (*personnelle)*

Marie P..., âgée de douze ans, entre à la clinique le 13 août 1898.
Diagnostic : O. D. Cataracte traumatique.

État actuel. — La cornée présente encore une fente oblique (v. fig. X *ab.*) séparant le tiers inférieur des deux tiers supérieurs de la cornée. Cette plaie qui atteint à peu près le bord inférieur de la pupille contient entre ses lèvres, dans son 1/3 interne, l'iris enclavé (*d*). Dans toute sa partie externe la membrane irienne sensible être seulement pincée (*c*). Le cristallin est cataracté.

La malade ne souffre pas ; mais elle a une forte photophobie.
V. O. G. = 1 ; V. O. D. — Distingue la clarté.

Opérée le 13 août. — O. D. Anesthésie à l'éther. On n'a pas fait ici une incision de la cornée ; on a profité de la plaie cornéenne déjà existante pour retourner les bords grâce a la pince du professeur Gayet. Tout à coup une quantité considérable de masses corticales s'échappe ; mais sans entraîner du vitré.

On fait une iridectomie au niveau du siège de la synéchie antérieure.

14 août. — La malade ne souffre pas.

25 août. — Toute la cornée est transparente excepté au niveau de l'ancienne cicatrice.

5 septembre. — Du côté externe la synéchie antérieure commence à se rétablir partiellement.

10 septembre. — La malade s'en va: V. O. G. = 1 ; V. O. D. = 1/6.

O. D. — Vue au disque de Placcido, la cornée présente une déformation oblique de ses cercles ; au cadran, la ligne noire va de IV heures à X heures.

Observation XLII (*personnelle*)

François G..., âgé de soixante-dix ans, entré à la clinique le 12 février 1899.

Diagnostic : O. D. *rupture traumatique de la sclérotique* suivant la circonférence cornéenne et *renversement spontané de la cornée* qui paraît opaque et jaunâtre.

État actuel. — L'œil est complètement vidé ; la cornée, renversée depuis trois jours, le traumatisme datant de six jours.

Opéré le 13 février. - O. D. Lavage ; suture de la cornée.

15 février. — La cicatrice est bonne et bien nourrie.

24 février. — Le malade s'en va ; la plaie est bien guérie.

CHAPITRE IV

LES RÉSULTATS OPÉRATOIRES

Les résultats que nous présentons ici sont le fruit de *42 observations* toutes prises dans le service de M. le professeur Gayet. De ces 42 observations, il y en a :

9 qui se rapportent à la cornée, dont :

> 2 épines de châtaignes. — Obs. I et VII ;
> 4 staphylomes cornéens. — Obs. II, III, IV et VI ;
> 1 morceau de pierre. — Obs. V ;
> 2 plaies et abcès de la cornée. — Obs. VIII et IX.

2 qui se rapportent à la chambre antérieure. — Obs. X et XI.

15 qui se rapportent à l'iris, dont :

> 2 kystes de l'iris. — Obs. XII et XXIV ;
> 7 irido-choroïdites. — Obs. XIII, XIV, XV, XVII, XIX, XXV et XXVI ;
> 6 iritis plastiques. — Obs. XVI, XVIII, XX, XXI, XXII et XXIII.

13 qui se rapportent au cristallin dont :

> 1 cataracte dure. — Obs. XXVII ;
> 2 cataractes adhérentes. — Obs. XXVIII et XXIX ;
> 1 débris de cataracte resté en place. — Obs. XXX ;
> 5 cataractes traumatiques. — Obs. XXXII, XXXIII, XXXIV, XXXV et XXXVIII.
> 1 cataracte molle. — Obs. XXXVI ;
> 1 cataracte atrophiée. — Obs. XXXVII ;
> 1 cataracte coriace et calcaire. — Obs. XXXI ;
> 1 cataracte secondaire. — Obs. XXXIX.

1 qui se rapporte à une expérience faite sur un chien. — Obs. XL.

Les deux autres cas qui restent, nous les avons mis dans l'appendice. Ces deux cas nous ont beaucoup intéressé : dans le premier (obs. XLI) il s'agit d'une plaie cornéenne dont on a relevé le bord, grâce à la pince de M. le professeur Gayet, pour extraire les masses corticales ; dans le second (obs. XLII) c'était un renversement spontané et traumatique de la cornée.

Nous diviserons ce chapitre en deux parties : la première sera consacrée aux *résultats immédiats* du procédé; la seconde, à ses *résultats post-opératoires éloignés.*

LES RÉSULTATS IMMÉDIATS

Nous avons étudié ces résultats : I. — *Sur la cornée ;* II.— *Sur la tension oculaire ; III.— Sur les avantages opératoires du procédé.*

I. — SUR LA CORNÉE nous avons remarqué les faits suivants, à savoir :

1° *Elle se prête facilement au renversement.* Néanmoins, nous devons signaler que notre maître a vu, qu'en dehors de la grandeur du lambeau, il y a, quoique rarement, des cornées qui, soit par leur petit volume, soit par leur grande épaisseur ou par leur manque d'élasticité, se prêtent un peu plus difficilement au renversement que d'autres.

2° *Elle ne présente, au moment de son renversement, aucune sensation douloureuse.* A l'appui de ce fait nous rappellerons que notre maître a particulièrement insisté sur ce point dans la Société française d'ophtalmologie où il cite le cas d'une jeune fille, nerveuse à l'excès, qui, après l'instillation de cocaïne dans l'œil, n'a senti que la piqûre de la pince.

3° *Le lambeau cornéen se réapplique généralement bien quelle que soit sa grandeur,* car nous n'avons observé qu'un seul cas, sur les 42 observations, où le lambeau se réappliquait mal (obs. XXI). Or, dans ce cas on avait affaire à une tendance invincible au recroquevillement de la cornée et on était obligé de pratiquer la suture de cette dernière.

II. — SUR LA TENSION OCULAIRE. — Voici les résultats que nos observations nous montrent sur cette question, portant sur le cristallin et le vitré.

A propos du cristallin nous trouvons, sur les 26 observations d'où toutes les extractions de cataracte sont exclues, *quatre sorties spontanées du cristallin.*

1° Obs. III. — A la suite d'*une large destruction des synéchies antérieures* dans un staphylome cornéen.

2° Obs. VII. — A la suite de longues manœuvres pratiquées, *avant de recourir au procédé du renversement*, pour extraire une épine de châtaigne implantée dans le tissu cornéen et faisant saillie dans la chambre antérieure.

3° Obs. II. — A la suite d'un accident opératoire consistant dans la *blessure accidentelle de l'iris* pendant une iridectomie classique et avec une chambre antérieure très rétrécie.

4° Obs. XIX. — A la suite d'une *contracture de l'œil* au moment d'une iridectomie.

A propos du corps vitré, sur les 41 observations, nous trouvons *trois issues seulement du vitré*.

1° Obs. XII. — A la suite de *l'extirpation d'un kyste irien*.

2° Obs. XXXVI. — Après l'extraction à la pince d'une *cataracte molle*.

3° Obs. XXXIX. — Après l'extraction d'une *cataracte secondaire*.

III. — SUR LES AVANTAGES OPÉRATOIRES. — En assistant aux nombreuses opérations, faites par notre maître dans son service, nous nous sommes convaincu de la grande importance des avantages opératoires que le procédé du renversement nous donne.

Ces avantages proviennent d'un seul fait qui fait la base et la valeur du procédé, c'est-à-dire de l'augmentation du champ opératoire. Ils consistent dans deux choses :

1° Dans la simplification des opérations les plus compliquées de l'œil;

2° Dans la diminution de leur arsenal chirurgical.

1° Dans la simplification des opérations les plus compliquées de l'œil, nous permettant ainsi :

A. — Sur la cornée :

— D'atteindre sa face postérieure, de la nettoyer dans les plaies et abcès cornéens (obs. VIII et IX) ;

— D'extraire les corps étrangers siégeant à sa face postérieure et faisant saillie dans la chambre antérieure : morceaux de pierre, épines de châtaigne (obs. I, V et VII). Or, nous savons quelle grande difficulté on rencontre, quel risque on court et quelles précautions on doit prendre (1) dans l'extraction de ces dernières par les moyens ordinaires ;

— De pouvoir même profiter d'une de ses plaies transversales pour extraire des masses cristalliniennes et faire une iridectomie (obs. XLI), en relevant un de ses bords grâce à la pince de M. le professeur Gayet.

B. — Sur la chambre antérieure :

— De la bien nettoyer en lui enlevant les exsudats plastiques et surtout les membranes purulentes et adhérentes dans les abcès cornéens avec hypopyon (obs. IX) ou dans les plaies cornéennes (obs. VIII) ;

— D'éponger ses épanchements sanguins (obs. XI) ;

— D'enlever ses caillots sanguins et adhérents (obs. X) ;

____

(1) E. JACKSON. — *Corps étrangers de la cornée. Revue générale d'ophtalmologie,* 1893.

C. PASCHEFF.   8

— De pouvoir atteindre l'iris quand elle a complètement disparu (v. staphylomes de la cornée).

C. — *Sur l'iris :*

— D'extirper ses tumeurs — les kystes (obs. XII et
XXIV) ;
— De détruire ses adhérences postérieures ;
— D'arracher et détruire ses adhérences antérieures
dans les cas de staphylomes cornéens (obs. II, III, IV et
VI).

Pour atteindre ce but, le procédé a été d'une grande
utilité à notre maître ; car il lui a permis d'y arriver
malgré la plus grande solidité de ces synéchies, malgré
leur plus vaste étendue, malgré la plus forte opacité cornéenne et malgré la disparition complète de la chambre
antérieure.

Cette question du traitement des staphylomes cornéens a beaucoup occupé la sagacité des opérateurs. La
méthode de Critchett plus ou moins modifiée, la kératec-
tomie du professeur Panas, constituent déjà un grand
pas en avant dans l'art ophtalmologique et sont beaucoup
plus supérieures à l'énucléation, en conservant à l'œil une
certaine forme ; mais elles ne peuvent pas avoir la prétention d'avoir dit le dernier mot sur cette grande et
difficile question qui reste encore un problème de
l'avenir.

Notre maître de sa part, en s'aidant du renversement,
a fait aussi quelques tentatives pour la guérison de ces
staphylomes. Voici en quoi consiste son procédé : il fait
le renversement de la cornée et détruit toutes ses adhérences avec l'iris.

Il a pratiqué quatre fois seulement cette méthode (obs. II, III, IV et VI) et tous les staphylomes ont guéri excepté un (obs. VI) où, malgré la disparition complète des douleurs, la cornée a présenté de nouveau une tendance staphylomateuse. A ce propos, nous avons voulu faire une étude plus complète sur cette méthode de notre maître : les observations nous manquant, nous laisserons ce sujet à quelqu'un plus riche que nous dans son expérience clinique sur la question. Nous croyons, toutefois, que ce procédé, par la disparition des douleurs et de la tendance staphylomateuse de la cornée,. a cette supériorité sur les autres d'être plus facile et simple, de préserver la forme normale de l'œil et même dans certains cas de pouvoir améliorer l'acuité visuelle.

D. — *Sur le cristallin.* D'extraire plus facilement :
— Les cataractes adhérentes (obs. XXVIII et XXIX);
— Les cataractes dures (obs. XXVII) ;
— Les cataractes coriaces et calcaires (obs. XXXI) ;
— Les cataractes atrophiées (obs. XXXVII);
— Les cataractes molles (obs. XXXVI);
— Les cataractes secondaires (obs. XXXIX);
— Certains débris de cataracte (obs. XXX);
— Enfin les cataractes traumatiques et volumineuses (obs. XXXII, XXXIII, XXXIV, XXXV et XXXVIII).

2° Dans la diminution de leur arsenal chirurgical :
Nous permettant d'accomplir toutes ces opérations avec les quelques instruments que nous avons mentionnés et décrits au début de notre travail.

LES RÉSULTATS POST-OPÉRATOIRES ÉLOIGNÉS

Ces résultats sont suivis pendant deux, trois, quatre et cinq semaines au plus après l'opération. Ils portent : *sur la cornée, sur la chambre antérieure, sur l'iris et sur l'acuité visuelle.*

I. — SUR LA CORNÉE. — Nous avons étudié ici comment se comportent : *sa transparence, sa cicatrisation et ses courbures.*

1° *La transparence cornéenne* occupe la première place en importance après la tension oculaire. C'est cette question qui a attiré en grande partie notre attention et vers laquelle nous avons dirigé, autant que nos moyens et le temps l'ont permis, tous nos efforts.

Et tout d'abord, nous nous sommes demandé s'il y a vraiment un trouble de la cornée après le renversement et si oui, à quel moment il apparaît, quelle est sa forme, sa couleur, son intensité, son siège, sa fréquence, sa durée et sa destinée. Quant à sa cause et nature nous renvoyons le lecteur au chapitre de la discussion.

Or, en parcourant nos observations, nous avons rencontré en effet ce trouble de la cornée.

Dans certaines de nos observations, les plus nombreuses heureusement, ce trouble est insignifiant : il se continue avec le halo marginal, il diminue d'intensité en allant vers le centre de la cornée — bref, c'est le trouble qu'on voit après toute kératotomie et qui disparaît dans quelques jours.

Dans d'autres de nos observations, ce trouble était

beaucoup plus accusé et durait beaucoup plus longtemps. Or, dans ces cas il coïncidait toujours avec les iritis et irido-choroïdites surtout plastiques et voici ses caractères :

Son apparition se fait très vite : nous l'avons toujours observé le deuxième ou le troisième jour après l'opération, et même le lendemain (obs. XXVIII).

Il ne présente aucune forme : il est diffus excepté dans un cas (obs. XVII) où ce trouble avait pris la forme d'une ligne marquant l'axe de la charnière et présentant à ce niveau une synéchie antérieure ; et dans deux autres cas (obs. XXIII et XXXVII) où les dents de la pince de de M. le professeur Gayet ont été marquées par deux petits points blancs.

Sa couleur est généralement grisâtre.

Son intensité augmente vers la partie inférieure de la cornée.

Son siège se trouve sur la face postérieure de la cornée et coexiste avec un trouble de l'humeur aqueuse provoqué par des exsudats plastiques visibles dans la chambre antérieure.

Sa durée est assez longue : deux, trois et quatre semaines sont parfois nécessaires pour le faire disparaître complètement. Nous avons ici trois cas où le trouble a persisté au moment du départ du malade, c'est-à-dire quatre semaines après l'opération. Or, de ces trois cas : le premier (obs. XVII) présentait une synéchie antérieure au niveau de l'axe de la charnière ; le second (obs. XX) présentait des exsudats plastiques dans la chambre antérieure ; le troisième (obs. XXI), une suture cornéenne était faite, qui avait un peu plissé la cornée, en même temps on apercevait quelques exsudats dans la chambre antérieure et la pupille avait une grande tendance à provoquer son obstruction complète.

2° *La cicatrisation de la plaie.* — Sur les 42 observations, nous relevons seulement *quatre retards dans la cicatrisation cornéenne : la première fois* (obs. XXI), un plissement de la cornée, causé par sa suture, avait empêché la bonne coaptation du lambeau et par conséquence sa cicatrisation ; *la seconde fois* (obs. XXXII), nous avions affaire à un enclavement irien — suite d'une crise glaucomateuse qui avait frappé l'œil opéré d'une cataracte traumatique pendant qu'on énucléait son congénère phtisique ; *la troisième fois* (obs. XII), c'était à cause d'une hernie de l'iris venant à la suite de l'extirpation d'un kyste irien ; *la quatrième fois* (obs. XXXIX), nous étions en face d'un enclavement du corps vitré à la suite de l'extraction d'une cataracte secondaire.

A part ces quatre cas, tous nos lambeaux de toute forme et de toute grandeur se sont bien coaptés et vite cicatrisés : même dans ce cas fort intéressant (obs. VIII) où le lambeau ne tenait à proprement parler que sur 4 millimètres de tissu sain ; et cet autre cas (obs. XLII) de renversement spontané de la cornée où plus que les deux tiers de sa circonférence étaient coupés et où le malade est resté trois jours dans cet état avant de se présenter à la clinique.

3° *Les courbures cornéennes.* — Nous dirons tout de suite que très peu de cas, en effet, nous ont été présentés qui pouvaient se soumettre à un examen méthodique à ce point de vue. Pour étudier ces cas nous avons: employé la méthode objective.

Le *disque de Placcido* nous a montré presque toûjours une déformation plus ou moins grande de ses cercles correspondant au côté kératotomisé.

L'ophtalmomètre de Javal et Schiotz nous a été très peu utile ; car l'œil opéré ne se soumettait pas encore très facilement à un examen si délicat. Voici ce que nous trouvons :

— L'obs. XXIII, après une kératotomie supérieure, combinée au renversement et la cornée étant examinée 15 jours après l'opération, présente un astigmatisme de ± 5 D. dans l'axe de 15° en dehors ;

— L'obs. XXX, O. D. ± 2 D. 50.

— L'obs. XXXVII nous montre un astigmatisme de ± 3 D. 50.

— L'obs. XXXIX O. G. ± 6 D. dans l'axe horizontal.

Quant à la Skiascopie, malgré le fait que nous l'employons couramment pour les cas ordinaires, nous n'avons pas pu nous en servir ici ; car l'examen était presque impossible par la photophobie existante.

II. — SUR LA CHAMBRE ANTÉRIEURE. — Elle était presque toujours reformée au premier pansement, excepté dans ces quatre cas que nous avons cités plus haut et où la cicatrisation était de quelques jours en retard.

III. — SUR L'IRIS. — Dans toutes nos observations, en face des plus grands lambeaux qu'on a fait, nous trouvons :

— Deux enclavements iriens : l'un (obs. XXXII) se

produisant à la suite d'une crise glaucomateuse ; l'autre (obs. XII) à la suite de l'extirpation d'un kyste irien ;

— Une synéchie antérieure au niveau de la ligne de la charnière (obs. XVII) ;

— Jamais de synéchie au niveau de la piqûre faite par la pince.

IV. — Sur l'acuité visuelle. — Voici les résultats que nous avons obtenus dans nos 40 observations chez les malades au moment de leur départ.

1° *Sur les 9 observations se rapportant aux opérations faites sur la cornée, nous trouvons :*

— Obs. V : V. O. G. = Q ; après l'opération, distingue les doigts à 1 mètre ;

— Obs. VII : V. O. D. = Q ; après l'opération, distingue les doigts à 0 m. 75.

Parmi les 7 qui restent, il y en a une où le résultat n'est pas marqué et 6 autres qui se rapportent à des staphylomes, plaies et abcès de la cornée.

2° *Sur les 17 iridectomies qu'on a faites, nous relevons les résultats suivants :*

— Obs. X : V. O. G. = Q ; après l'opération, idem. ;

— Obs. XI : V. O. D. = Q ; après l'opération voit l'ombre de la main ;

— Obs. XVIII : V. O. G. = Q ; après l'opération distingue les doigts ;

— Obs. XX : V. O. G. = Q ; après l'opération distingue les doigts ;

— Obs. XXI : V. O. D. = Q ; après l'opération distingue les doigts ;

— Obs. XXII : V.O.D. = 1/8 ; après l'opération = 1/40 (exsudats dans la chambre antérieure).

Parmi les 11 observations, qui restent, les résultats visuels ne sont pas marqués.

3° *Sur les 14 extractions de la cataracte, avec ou sans iridectomie, qu'on a pratiquées, nous trouvons :*

— Obs. XXVII : V. O. D. — Voit l'ombre de la main ; aprèsl'extraction avec + 13 D. = 1/80 ;

— Obs. XXVIII : V. O. D. — Distingue la clarté : après l'extraction voit les doigts à 0 m. 50 ;

— Obs. XXIX: V.O.G. —Distingue les doigts à 0 m.25 ; après l'extraction voit l'ombre de la main (présence d'exsudats dans la chambre antérieure) ;

— Obs. XXX : V. O. D. — Distingue la clarté ; après l'extraction avec + 11 D. = 1/10 :

— Obs. XXXI : V.O.D. — Distingue la clarté ; V.O.G. — Distingue les doigts (exsudats apparaissant dans la chambre antérieure) ;

— Obs. XXXII : V. O. D. — Distingue la clarté ; V. O. D. — Distingue les doigts à 0m. 50 ;

— Obs. XXXV : V. O. G. — Distingue la clarté ; V. O. G. —1/360 (reste de la capsule) ;

— Obs. XXXVII : V. O. G. — Distingue la clarté ; V. O. G. — Sph. + 8 D. = 1/3 ;

— Obs. XXXIX : V.O.G. = Q ; V. O. G. — 1/30 ;

— Obs. XLI : V. O. D. — Distingue la clarté ; V. O. D. — 1/6.

Les résultats des 4 observations qui restent ne sont pas marqués.

Avant de finir ce point si important de la question, pour éviter des redites, nous prions le lecteur de vouloir bien se rapporter à nos observations pour voir les différentes circontances dans lesquelles les opérations étaient pratiquées (V. ch. III).

önset
CHAPITRE V

LA DISCUSSION ET L'INTERPRÉTATION
DES RÉSULTATS

En présence de ces résultats opératoires immédiats et éloignés que nous avons exposés dans le dernier chapitre, notre attention était attirée par quatre faits. Ces faits nous les avons étudiés, autant que nos efforts le permettaient, pour savoir précisément s'ils sont la conséquence du procédé et, dans ce cas, s'ils peuvent être classés parmi les désavantages du procédé.

Ils sont les suivants : *le trouble de la transparence cornéenne, l'astigmatisme, l'hypertension oculaire et la faible amélioration de l'acuité visuelle dans certains cas.*

I. — LE TROUBLE DE LA TRANSPARENCE CORNÉENNE. — Ce trouble était la première chose qui nous a frappé. Or, en pressant de plus près cette question, nous avons vu qu'il n'est pas un fait nouveau, qu'il était observé par beaucoup d'opérateurs même après la simple et classique extraction de la cataracte et qu'il était décrit sous le nom de « *kératite striée* » (Heymann). Or, à quoi sont dus ces troubles de la transparence cornéenne après l'extraction classique des cataractes ?

Pour plus de facilité, nous allons diviser ces troubles au point de vue théorique en trois espèces, prenant comme base de notre classification leur *lieu d'origine*.

1° *Troubles provenant de la face antérieure de la cornée.*

2° *Troubles provenant du tissu propre de la cornée.*

3° *Troubles provenant de la face postérieure de la cornée.*

1° *Troubles provenant de la face antérieure de la cornée.* Ces troubles sont de deux ordres : *d'ordre traumatique* et *d'ordre chimique.*

A. — TROUBLES D'ORDRE TRAUMATIQUE : ils sont *opératoires* ou *post-opératoires :*

a) *Opératoires.* Dans ce cas ils sont causés par toutes les lésions épithéliales qu'on peut faire au moment de l'introduction des instruments : blépharostat, etc.

b) *Post-opératoires :* ils peuvent se produire à la suite d'une compression de la couche épithéliale par le bandeau compressif (Pretorius) (1) ; ou par le massage prolongé de la cornée ; ou par le plissement de la dernière dont voici le mécanisme : la non-cicatrisation de la plaie cornéenne et la sortie continuelle de l'humeur aqueuse peuvent affaisser et même enfoncer la cornée et produire

____

(1) WECKER. — Plissement cornéen et sa valeur clinique. *Clin. d'ophtalm.*, 1897, p. 2.

ainsi un véritable plissement de sa couche épithéliale qui lui donne partout une teinte grisâtre (1).

B. — D'ORDRE CHIMIQUE. — Ces troubles peuvent être causés par deux choses : par les anesthésiques et les antiseptiques.

a) *Par les anesthésiques* et surtout par la *cocaïne*.

Beaucoup d'auteurs, tels que : Bunge (2), Pflüger (3), Gunn (4), Brunner (5), Bellarminoff (6), E. Berger (7) et Kœller (8) ont tous cité l'action destructive de la cocaïne, surtout en solution concentrée et après un long usage prolongé, sur l'épithélium cornéen et l'ont attribuée : soit à un effet de dessiccation, conséquence de l'abolition du réflexe palpébral et le lagopsalmos (Brunner), soit à la présence d'un poison protoplasmique (C. Kœller).

b) *Par les antiseptiques.* — M. le professeur Gayet a eu de vrais troubles cornéens à la suite de l'emploi de la liqueur de Sattler (1/6000) pour l'antisepsie oculaire.

2° Troubles provenant du tissu propre de la cornée. — Ces troubles peuvent être la conséquence d'un œdème de

---

(1) Traité de DE WECKER, t. II, p. 1019.

(2) BUNGE. — Ueber Schædliche Wirkungen des cocaïns auf die Hornhaut, *Klin. Monastbl.* XXXIII, 1885, p. 162.

(3) PFLÜGER. — Cocaïns, *Centralblatt für pract. Aug.*, 1885, p. 206.

(4) GUNN. — *Ophtalm. Soc.* 1890.

(5) BRUNNER. — Recurent keratitis superfic. punctato in which the use of cocaïn aggrav. the symptoms. *Ophtalm. Soc. of U. K.*, 1892.

(6) BELARMINOFF. — Des recherches sur la diffusion à travers les membranes de l'œil faites à l'aide de procédés colorimétriques. *Wetnik. ophtalm.*, 1893, mai-juin.

(7) BERGER. — Sur l'emploi en ophtalmologie des mélanges de plusieurs productions pharmaceutiques. *Compte rendu de la Soc. de Biol.*, t. V. 1893, p. 63.

(8) KŒLLER. — Some remarks on erosions and ulcers of the cornea and their treatment. *Soc. of ophtalm.*, May 1895.

ce tissu ou de son plissement ou de ces deux éléments réunis ensemble.

A. — Troubles faisant suite a un œdème du tissu cornéen. — Dans ce cas cet œdème est dû, d'après O. Becker, Laqueur et Recklinghausen, à une rétention de la lymphe suivie d'une dilatation des espaces lymphatiques. Cette rétention est causée par la réduction du calibre de ces espaces : soit à la suite de leur compression par l'instrument tranchant, soit à la suite de leur fermeture par la mode d'agglutination des lèvres de la plaie, soit, enfin, par la rétraction du tissu cornéen lui-même (1).

Mais, d'autres fois, cet œdème peut être dû aussi à une infiltration de ce tissu par une irritation suite du choc opératoire ou par une vraie imbibition grâce à une lésion concomitante de l'endothélium (expériences de Leber : — la croix).

B. — Troubles survenant a la suite d'un plissement du tissu cornéen.

Cette idée du plissement cornéen est entrée dans la science ophtalmologique, d'après de Wecker, en 1887.

Ce sont O. Becker (2) et Léber qui l'ont signalé pour la première fois à la suite d'un décollement rétinien. Cinq ans plus tard, Nuel (3) l'a étudié dans la kératite striée. Dans la même année Hess (4), en examinant une parcille cornée quatre jours après l'extraction de la cataracte, a

(1) Traité de DE Wecker et Landolt, *loc. cit.*
(2) O. Becker. — *Rapport de la Soc. ophtalm. de Heidelberg*, 1887, p. 136-139.
(3) Nuel. — *Bulletins et Mémoires de la Soc. française d'ophtalm.*, 1892, p. 37.
(4) Hess. — *Arch. de de Graefe*, t. XXXVIII, 1892, p. 144.

constaté : un plissement dans ses lamelles profondes faisant saillie vers la chambre antérieure, un endothélium intact et pas d'œdème. En se basant sur cet examen anatomique, il a conclu que le plissement seul peut produire ce trouble de la transparence cornéenne. Or, une question se pose naturellement : comment se produit ce plissement du tissu cornéen ?

De Wecker (1), dans son article fort intéressant sur le *plissement cornéen et sa valeur clinique*, a très bien exposé cette question. Or, voici les facteurs les plus importants qui peuvent intervenir dans la production de ce plissement après l'extraction de la cataracte; ils sont au nombre de cinq :

a) C'est la sortie d'une cataracte énorme et dure qui, au moment de son passage à travers la plaie, peut léser l'endothélium des arêtes des plis formés par la membrane de Descemet et donner lieu à une imbibition œdémateuse des parties cornéennes situées entre ces plis, les faisant ainsi apparaître bien plus distinctement.

b) La grande propriété rétractile de la membrane de Descemet (v. ch. d'anatomie).

c) Le mode de cicatrisation de la plaie cornéenne.

Ainsi, d'après Schirmer, les couches superficielles, s'étant cicatrisées avant les couches profondes, peuvent rétracter et plisser les dernières non encore réunies. Seulement il y a une petite observation à faire ici d'après de Wecker. Elle consiste dans ce fait à savoir que dans ce cas la kératite striée apparaît le troisième ou le quatrième

---

(1) De Wecker. — *Loc. cit.*

jour après l'opération et n'expliquerait pas celle qui paraît le lendemain de l'opération, c'est-à-dire en l'absence de toute cicatrisation.

d) La pression intra-oculaire s'exerçant surtout sur les points faibles de la cicatrisation peut plisser aussi la membrane de Descemet. Cette espèce de plissement a été observé à la suite d'une attaque glaucomateuse avant la réouverture de la plaie.

e) Enfin, la kératotomie seule peut produire, d'après Hess (1), ce glissement en créant une différence de tension entre le méridien vertical et le méridien horizontal du lambeau cornéen. Dans une expérience, consistant dans l'extraction à lambeau du cristallin d'un lapin, il a même réussi à produire ce trouble strié.

C. — DE L'ŒDÈME ET DU PLISSEMENT RÉUNIS ENSEMBLE. Enfin, dernièrement des auteurs plus éclectiques, comme Nuel et surtout Schirmer (2), se basant sur de nombreux examens anatomiques, sont arrivés à cette conclusion que cette kératite striée est le résultat des deux choses : *de l'œdème et du plissement cornéen.*

3° *Troubles provenant de la face postérieure de la cornée.* Ces troubles sont *d'ordre traumatique, chimique* et *pathologique.*

A. — D'ORDRE TRAUMATIQUE : ils sont opératoires ou post-opératoires.

a) *Opératoires :* Ils sont la conséquence d'une lésion

---

(1) Hess. — *Loc. cit.*
(2) Schirmer. — *Arch. d'ophtalm. de V. Græfe*, t. XIII, 1896, p. 1, 39.

endothéliale produite par le contact de l'iris contre la face postérieure de la cornée, par la sortie d'une cataracte énorme et dure, et par l'introduction directe des différents instruments dans la chambre antérieure.

b) *Post-opératoires.* — Ils sont le résultat d'un plissement de la membrane de Descemet produit par les mêmes causes que nous avons déjà citées dans le § 2ᵉ, B. du même chapitre.

C'est Hess et Schirmer qui ont observé ce fait et qui ont conclu qu'il ne faut pas avoir un plissement de toute la cornée pour obtenir ce trouble : le plissement de la membrane de Descemet seule suffit.

B. — D'ORDRE CHIMIQUE. — Ils sont causés par les anesthésiques : à proprement parler la cocaïne, et par les antiseptiques, surtout le mercure.

a) *Les anesthésiques.* — C'est la cocaïne, dont on connaît déjà l'action sur l'épithélium, qui peut exercer une action destructive sur l'endothélium aussi. Dans certaines de nos observations, là où elle était instillée directement sur les milieux oculaires, nous avons remarqué, d'une façon générale, que le trouble de la transparence cornéenne était un peu plus intense et surtout, le fait le plus important, que les malades auxquels on n'avait pas fait ces instillations et tout particulièrement ceux opérés à l'anesthésie générale, présentaient généralement un moindre trouble même après les opérations les plus compliquées.

Donc, nous croyons que ce point de la question est digne d'attirer l'attention des opérateurs.

b) *Les antiseptiques.* — Ce sont certains sels du

mercure : iodure et le biiodure, qui ont donné ce trouble de la cornée, et voici dans quelles circonstances. C'est en employant ces substances, soit pour le lavage de la chambre antérieure (1), soit en les injectant en solution (à 1/20.000) dans la dernière, avant la kératotomie et dans un but antiseptique (2), que des troubles passagers de la transparence cornéenne se sont produits et ont été observés par le Dr Noyes et le professeur Panas.

C. — D'ordre pathologique. — Tous ces troubles sont la conséquence de la projection de dépôts d'exsudats par la « force centrifuge » (3) de l'œil contre la face postérieure de la cornée. On les trouve surtout dans les iritis et irido-choroïdites plastiques et dans certaines cataractes traumatiques.

a) *Dans les iritis et iridochoroïdites plastiques.* — Ces dépôts, au point de vue de leur volume, sont de deux sortes : des très fins ou des volumineux. Les premiers se voient dans les cas d'iritis et apparaissent même avant la formation des synéchies ; les seconds dans les formes ordinaires d'iritis plastiques. C'est Friedenwald (4) qui, grâce au miroir plan et à un verre convexe de $+ 25^{\mathrm{D}} — + 32^{\mathrm{D}}$, a pu les étudier et les décrire. Or, d'après lui, l'endothélium reste parfaitement normal au-dessous des petites précipitations ; mais sous les volumineuses, il est modifié et même détruit — pouvant ainsi donner même des opacités permanentes de la cornée.

<hr>

(1) Dr Noyes. — *Brislish Med. Association*, septembre 1897.
(2) Panas. — *Traité des maladies des yeux*, t. I, p. 580.
(3) Fuchs. — *Manuel d'ophtalm.*, traduction.
(4) Friedenwald. — *Arch. of. ophtalm.*, vol. XXV, n° 2, p. 101, 205.

Ces dépôts nous les avons aussi constatés dans plusieurs de nos observations se rapportant à l'iris et à la cataracte compliquée d'iritis et d'irido-choroïdite. Dans tous ces cas, la chambre antérieure se remplissait plus ou moins d'exsudats plastiques après l'opération et des fois on voyait la pupille marchant vers son obstruction complète.

b) *Dans les cataractes traumatiques.* — C'est M. le professeur Fuchs de Vienne (1) qui a remarqué que souvent à la suite des blessures cristalliniennes, et surtout à la suite de la discision de cataractes molles, il y a des parcelles de substance cristallinienne qui flottent dans l'humeur aqueuse, qui se collent à la face postérieure de la cornée et qui peuvent simuler une iritis séreuse. Ces dépôts grisâtres, le plus souvent légèrement pigmentés en noir, ne présentent, d'après cet auteur, aucune malignité excepté un trouble léger et transitoire de la cornée.

Voilà en résumé quelques-unes des plus importantes et fréquentes causes de ce trouble post-opératoire de la cornée. Mais comme avec le procédé du renversement nous introduisons dans la chirurgie oculaire des manœuvres un peu plus spéciales que celles auxquelles nous sommes habitués, nous voulions savoir précisément si les premières ne pouvaient pas aussi avoir une certaine responsabilité dans sa formation. Pour cela, nous nous sommes adressé tout d'abord à l'expérience.

Grâce à M. le Dr Aurand, chef des travaux de clinique ophtalmologique, nous avons entrepris quelques expé-

---

(1) Fuchs. — *Deutschmann Beitræge zur Augenheilkunde*, t. 3, p. 1, 1892.

riences dans le but d'étudier précisément comment se comporte surtout l'endothélium cornéen, au point de vue histologique, vis-à-vis du renversement.

De l'expérience que nous avons faite sur un œil de chien (obs. XL), la cornée était complètement transparente après l'opération, nous avons constaté sur des coupes dont les unes étaient incluses dans la celloïdine et les autres dans la paraffine :

Un tissu cornéen normal même au niveau de la charnière du renversement;

Un endothélium formant un ruban continu adhérent dans certains endroits à la face postérieure de la cornée et décollé dans d'autres.

Or, en nous basant sur les expériences de Leber, sur celles de Mermet (1), nous croyons que le dernier fait, c'est-à-dire la lésion endothéliale, est un artifice de préparation ; car elle est incompatible avec la transparence cornéenne.

Nous n'avons point fait d'expérience sur les yeux des malades avec la *fluorescéine* $(C^{10} N^{12} O^{10})$. Nous remarquerons, néanmoins, qu'elle peut, d'après certains auteurs, nous rendre un grand service pour reconnaître précisément la présence d'une lésion endothéliale ; car, injectée en solution faible dans la chambre antérieure, la cornée s'imbibe et se colore en jaune, toutes les fois que son endothélium est lésé.

Enfin, nous nous sommes adressé à la clinique et voici ce qu'elle nous a enseigné :

1° Ce trouble est toujours destiné à disparaître, mais

(1) MERMET. — *Loc. cit.*

que cette disparition se fait moins vite toutes les fois qu'il y a une complication inflammatoire du côté de l'iris ou de la choroïde ; car nous avons vu que dans certaines de nos observations (obs. V, VII et XLI, etc.), en l'absence de toute complication pareille et même avec une cornée déjà lésée par un traumatisme antérieur, ce trouble disparaissait beaucoup plus vite.

2° Ce trouble coïncide, dans la majorité des cas, avec les iritis et les irido-choroïdites plastiques ; car dans certaines de nos observations (obs. XXVII et XXX, etc.) — où la cornée était saine et toute lésion de ces membranes vasculaires absente — il faisait complètement défaut.

3° Ce trouble ne présente aucune forme régulière, définitive et constante pour pouvoir invoquer un traumatisme opératoire; même la ligne — la charnière du renversement — où devait porter le choc opératoire, si toutefois ce choc existait, n'a jamais été accusée d'une façon évidente et appréciable, excepté une seule fois à cause d'une synéchie antérieure siégeant à ce niveau (obs. XVII).

Quant à la pince de M. le prof. Gayet, nous avons déjà vu qu'elle a subi une légère modification consistant dans la suppression de la seconde dent et depuis toutes les piqûres ont guéri sans laisser la moindre trace d'opacité.

Donc, en nous basant sur ces quelques faits et sur ce que nous avons observé dans nos expériences, en se rappelant aussi les différentes causes de ce trouble post-opératoire que nous avons énumérées plus haut, nous nous croyons en droit de pouvoir conclure que le procédé du renversement pratiqué surtout sur un œil dont la cornée est saine et les membranes vasculaires normales, est presque tout à fait innocent pour la transparence cornéenne.

II. — L'ASTIGMATISME CORNÉEN. — Cet astigmatisme opératoire que nous trouvons dans nos observations et qu'on trouve d'ailleurs après toute kératotomie même classique, est plus ou moins irrégulier et dans les cas examinés à l'ophtalmomètre monte jusqu'à ± 6 Dioptéries (obs. XXXIX). Or, ce fait ne doit pas nous étonner ni nous décourager; car, nous savons que cet astigmatisme opératoire, même après les kératotomies classiques, peut aller de ± 2 D. jusqu'à ± 15 D. (1) et jusqu'à ± 22 D. (2); nous savons aussi qu'il est destiné à disparaître dans le courant des quatre ou six semaines après l'opération, à plus forte raison que même l'astigmatisme consécutif à de vraies lésions de la cornée est capable de s'améliorer et de guérir (3).

Enfin, les résultats heureux que nous avons obtenus au point de vue de l'acuité visuelle plaident aussi en faveur de cette hypothèse qu'il est faible et insignifiant.

III. — L'HYPERTENSION OCULAIRE. — Dans le chapitre IV, consacré aux résultats immédiats du procédé, nous avons trouvé quatre sorties spontanées de cristallin et trois issues du vitré.

Or, en parcourant les observations auxquelles ces acci-

(1) Traité clinique de DE WECKER et LANDOLT, t. II, p. 1077.

(2) PFLSTER. — Mensuration de la cornée après l'extraction de la catar, Arch. of ophtalm.

(3) A. JOLY. — De l'astigmatisme consécutif aux lésions de la cornée, Thèse de Lyon, 1892.

dents se rapportent (v. ch. III), le lecteur sera frappé par
ces deux faits fort importants :

1° Aucune sortie spontanée du cristallin n'est due
directement au renversement et que même, dans les trois
derniers cas (obs. VII, II et XIX), elle s'est produite
avant d'avoir pratiqué le renversement;

2° Toutes les issues du vitré sont survenues dans des
cas fortement difficiles et compliqués. Tout le monde
connait les grands dangers que l'opérateur court en
opérant des cataractes molles ou des cataractes secondaires et adhérentes. En se basant sur une immense
expérience clinique, notre maitre a même observé, à
propos des dernières, qu'il n'y a pas d'opération qu'il
redoute davantage, qu'elle lui paraît toujours incertaine,
souvent inutile et parfois très dangereuse (1).

Donc, en songeant à la complexité de tous ces cas et à
la hardiesse de toutes ces manœuvres, si longues et si
laborieuses, qu'on a accomplies sur l'œil, ces accidents
opératoires perdent toute leur importance et nous auto-
risent à dégager toute la responsabilité du procédé dans
leur production.

IV. — SUR L'ACUITÉ VISUELLE. — En prenant en considération, d'une part, les trois conclusions auxquelles
nous sommes arrivé et que nous venons d'exposer plus
haut, en se rappelant de l'autre part, les avantages opératoires que le procédé du renversement nous donne
(v. ch. IV, res. imméd. III), nous avons pensé à un moment
que nous avons réuni toutes les conditions idéales
d'un procédé opératoire et par conséquent nous nous

(1) F. LAGRANGE. — *Précis d'ophtalm.,* p. 627.

sommes mis dans la possibilité d'obtenir les meilleurs résultats sur l'acuité visuelle. Or, en nous adressant aux résultats opératoires sur l'acuité visuelle, nous étions désenchanté de trouver que notre espoir n'était pas couronné par le succès mérité!

Car, malgré notre triomphe sur les plus vastes et les plus solides synéchies, sur les plus coriaces et les plus adhérentes cataractes, l'acuité visuelle est restée avec une faible amélioration.

Or, en recherchant un peu plus profondément la raison de ce fait, nous nous sommes aperçu que nous avons oublié ce fait si important, à savoir que le procédé du renversement est un *procédé de circonstance* comme l'appelle notre maître et que, par la difficulté et la complexité de ces circonstances où il est appelé vraiment à nous rendre un grand service, on peut déjà se former une idée des résultats qu'on doit espérer d'obtenir.

La clinique, d'autre part, nous a enseigné que dans tous ces cas d'iritis et irido-chroïdites plastiques, il se forme des exsudats riches en cellules et granulations pigmentaires, capables d'obstruer la pupille malgré la plus large et la plus belle iridectomie.

Enfin, l'anatomie pathologique, grâce aux travaux d'Arlt et Knies (1), de Nuel et d'autres, nous a permis de voir et dire avec notre maître que souvent dans ces cas on est amené *à ouvrir à la lumière un passage qu'elle franchira inutilement puisqu'elle trouvera ou un corps vitré trouble pour l'arrêter encore, ou une rétine et un nerf optique incapables d'être impressionnés par elle* (2).

(1) Traité de DE WECKER et LANDOLT, t. II, p. 323.
(2) Prof. GAYET. — *Loc. cit.*

CHAPITRE VI

CONCLUSIONS

En face de tous ces résultats immédiats et éloignés de ces 42 observations, quelles conclusions pouvons-nous tirer du *procédé du renversement ?*

Nous dirons :

1° *Ce procédé est simple, facile et non douloureux ;*

2° *Il est innocent pour la transparence de la cornée, pour les courbures et pour la tension oculaire;*

3° *Il augmente le champ opératoire.*

En nous basant sur ces trois faits, nous pouvons conclure que le *procédé du renversement* est appelé à prendre un des premiers rangs parmi ce qu'on appelle en médecine opératoire « les procédés de circonstances ». Or, quelles sont les circonstances où le procédé du renversement peut être indiqué ?

I. — Sur la cornée. — Il est indiqué :

1° Dans les extractions des épines des châtaigne, ou

d'autres corps étrangers, siégeant à la face postérieure de la cornée, faisant saillie dans la chambre antérieure et par ce fait étant inaccessibles aux moyens classiques ;

2° Dans le traitement des staphylomes cornéens, consistant dans la simple destruction des synéchies antérieures (méthode de notre maître) ;

3° Dans certaines plaies et abcès de la cornée pour enlever les membranes purulentes et faire mieux l'antisepsie.

II. — Sur la chambre antérieure. — Il est indiqué : pour éponger le sang et enlever les caillots adhérents.

III. — Sur l'iris. — Il est indiqué :

1° Dans l'extirpation de ses tumeurs : les kystes ;

2° Dans la destruction de ses adhérences antérieures ou postérieures.

III. — Sur le cristallin. — Il est indiqué, d'une façon générale, dans toutes les extractions dans lesquelles la méthode classique ne donne pas de bons résultats et plus particulièrement :

1° Dans les extractions combinées des cataractes adhérentes et rebelles à l'atropine ;

2° Dans les extractions des cataractes dures, calcaires, coriaces et atrophiées ;

3° Dans les cataractes traumatiques et volumineuses pour extraire à la curette leurs masses corticales ou pour faire une extraction combinée à l'iridectomie ;

4° Dans l'extraction de certaines cataractes molles et

surtout hyper-mûres accompagnées d'hypotonie avec ou sans adhérences iriennes, là où l'extraction du cristallin avec la capsule est indiquée ;

5° Dans l'extraction des cataractes secondaires ;

6° Dans l'extraction des corps étrangers du cristallin. Nous n'avons pas encore pratiqué cette dernière indication, mais nous croyons qu'on peut le faire ; car le procédé, en nous augmentant le champ opératoire, nous facilitera précisément de « pouvoir enlever d'un seul coup le cristallin tout entier avec le corps étranger qui y est contenu » (1).

(1) JENSON PÈRE. — Indications opératoires dans les corps étrangers du cristallin. *Arch. d'ophtalm.*, 1892, p. 167 ; concl. 4°.

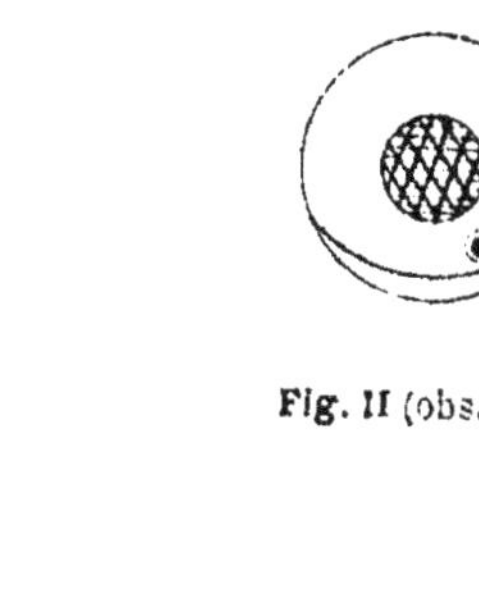

Fig. II (obs. V).

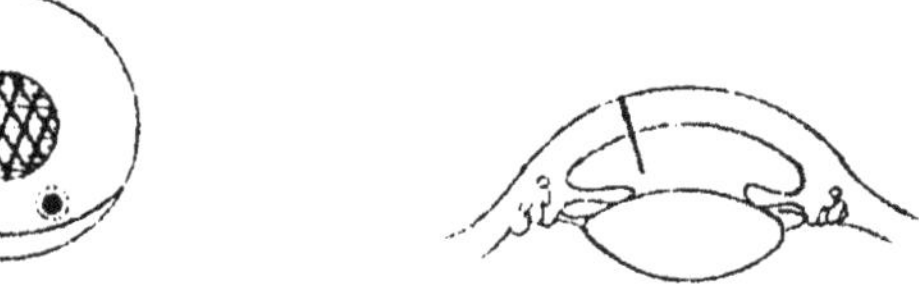

Fig. III (obs. VII).

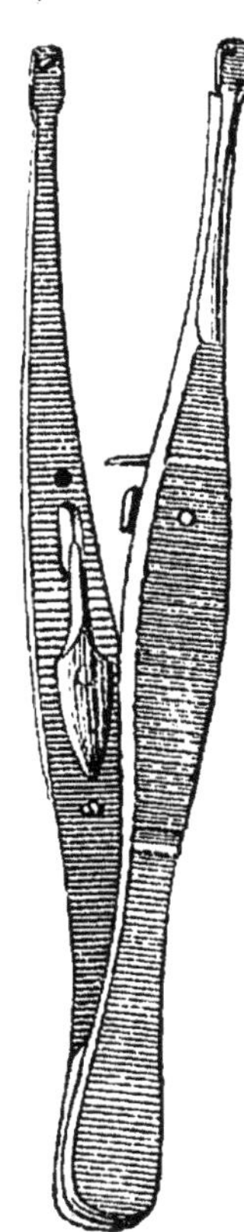

Fig. I

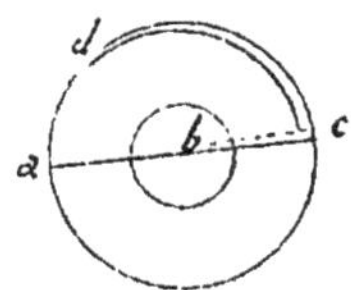

Fig. IV
(obs. VIII).

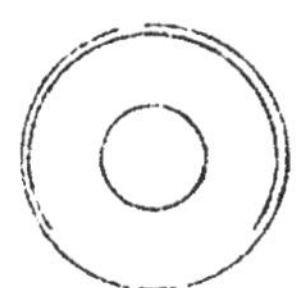

Fig. V
(obs. IV, IX, XXX, XXXII).

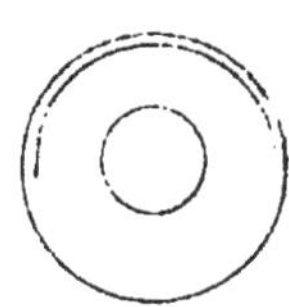

Fig. VI
Lambeau classique.

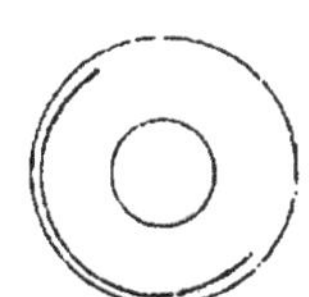

Fig. VII
(obs. I, XXXIX).

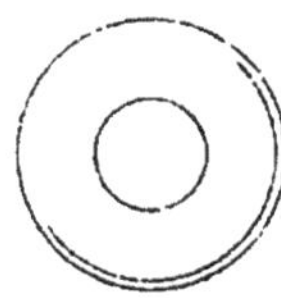

Fig. VIII (obs. XI).

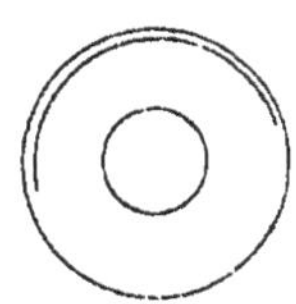

Fig. IX (obs. XVI, XXXVII).

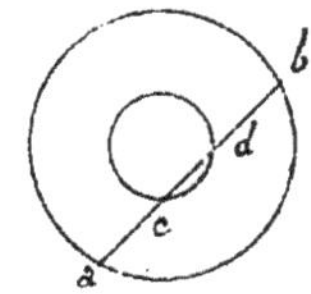

Fig. X (obs. XLI).

EXPLICATION DES FIGURES

Fig. I. — La pince du professeur Gayet.

Fig. II, IV, V, VII, VIII, IX. — Incisions cornéennes montrant les différentes grandeurs et sièges des lambeaux.

Fig. III. — Épine de châtaigne de la cornée (après dilatation artificielle de la pupille).

Fig. VI. — Le lambeau classique du procédé du renversement de la cornée.

Fig. X. — Plaie traumatique de la cornée dont on a profité pour extraire les masses corticales du cristallin cataracté.

BIBLIOGRAPHIE

Barbaro Burbo. . . . . . Recherches sur la relation entre la courbure de la sclérotique et celle de la cornée (*Revue générale d'ophtalmologie*, 1893).

Becker (O.) . . . . Rapports de la Société ophtalmologique de Heidelberg 1887, p. 136-39.

Bellarminoff . . . . . . Recherches sur la diffusion à travers les membranes de l'œil faites à l'aide du procédé colorimétrique (*Westnik Ophtalmologii*, mai et juin 1893).

Berger (L.). . . . . . . De l'extraction de la cataracte avec ou sans iridectomie (Thèse de Lyon 1888).

Bernheim . . . . L'antisepsie du sac conjonctif et la propriété bactéricide des larmes (résumé, *Archives d'ophtalmologie* 1893).

Bourgeois . . . . D'une cause de retard de cicatrisation chez les opérés (Soc. franç. d'ophtalmologie 1897).

Brunner. . . . . Recurrent Keratitis superlic. punctate in wich the use of cocaine aggrav. the symptoms (*Opht. Soc. of U. K.* 1892. Résumé, *Arch. d'ophtalm.*, 1892).

Bunge . . . . Ueber Schædliche Wirkungen des cocains auf die Hornhaut (*Klin. Monatsbl.*, 1885. Résumé, *Arch. d'ophtalm.*)

Duvigneaud . . . . . . Recherches sur l'angle de la chambre antérieure. (Thèse de Paris 1892).

Friedenwald . . . . . Iritis plastique. (*Arch. of ophtalm.*, pl. XXV, p. 191-205 ; résumé, *Arch. d'ophtalm.* 1897 oct.).

Fuchs . . . . Manuel d'ophtalmologie (trad. franç.).

Fuchs . . . . Deutschmann Beitræge Zur Augenheil kunde, 1897 (résumé, Arch. d'opht. Troubles de la cornée dans les cas traumatiques).

Pr Gayet . . . . Éléments d'ophtalmologie.

— Renversement temporaire de la cornée (Comptes rendus de la Soc. franç. d'opht. 1897).

— Suture de la cornée après l'opération de la cataracte (Soc. franc. d'opht. 1889, 9 août).

— Lavages de la chambre antérieure (Congrès internat. d'opht. 1888. Congrès de la Soc. franç. d'ophtalm. 1893).

— La cornée (Dict. encycl. de médecine).

Guenod . . . . Bactériologie des paupières (Thèse de Paris 1894).

Gunn . . . . Cocaïne. (Ophtalmological Society, 1890. (résumé Arch. d'ophtalm.).

Hess . . . . La cause du trouble cornéen après l'opération de la cataracte, (Archives de De Græfe 1892, t. 38).

Jackson . . . . Corps étrangers de la cornée (Revue générale d'ophtalm. 1893).

Jolie (A.) . . . . De l'astigmatisme consécutif aux lésions de la cornée (Thèse de Lyon 1892).

Kalt . . . . Suture de la cornée après l'extraction de la cataracte (Soc. franç. d'ophtalmologie 1894).

Kœller . . . . Some remarks of erosions and ulcers of the cornea and their treatment (Soc. of ophtalm. 1895. Résumé dans les Arch d'ophtalm.).

Lagrange (E) . . . . . Traitement des cataractes secondaires (Précis d'ophtalmologie, p. 627).

Mermet . . . . Étude expérimentale de l'absorption et la diffusion cornéennes (Thèse de Paris 1897).

Noyes . . . . L'antisepsie en chirurgie oculaire, British med. Assoc. 1897 (résumé dans les Arch. d'ophtalm.).

Nuel . . . . Trouble cornéen strié après l'opération de la cataracte (Bulletins et Mémoires de la Société franç. d'phtalm., 1892).

PANAS . . . . Traité des maladies des yeux, t. I.
— Prophylaxie des accidents infectieux
  consécutifs à l'opération de la cataracte (*Arch. d'ophtalm.* 1893).

PFINGST . . . . Mensuration de la cornée après l'opération de la cataracte (*Arch. of opht.*
  1897, résumé dans les *Arch. d'opht.*).

PFLUGER . . . . Cocaïn (*Centrabl. f. pract Aug. Klin.
  Monatsbl.* 1885, résumé dans les
  Arch. d'ophtalm.).

RENALT (J.) . . . . Tissu épithélial (*Dict. encycl. des
  sciences médicales*).

SHIRMER . . . . Troubles dus à des plissements (*Arch.
  d'optalm. de V. Græfe*, t. XLII, p. 3,
  1896).

SUAREZ DE MENDOZA . . La suture de la cornée après l'opération
  de la cataracte (brochure 1890 ; Soc.
  franç. d'ophtalmologie 1897).

TERSON (père) . . . . . . Indication opératoire dans les corps
  étrangers du cristallin (*Arch. d'opht.*
  1892).

TERSON (A., fils) . .   . . Technique ophtalmologique.

TESTUT . . . . Anatomie de la cornée (Traité d'anatomie, t. II, p. 918).

WECKER . . . . Le plissement cornéen et sa valeur clinique (*Clinique ophtalm.* 1897).

WECKER ET LANDOLT . . Traitement des maladies des yeux, t. II.

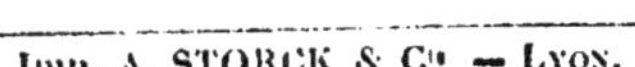